LES

ÉTABLISSEMENTS INDUSTRIELS

ET

L'HYGIÈNE PUBLIQUE

LES ÉTABLISSEMENTS

INDUSTRIELS

ET

L'HYGIÈNE PUBLIQUE

PAR

C. LADREY

Professeur à la Faculté des Sciences de Dijon,
Membre du Conseil central d'hygiène et de salubrité de la Côte-d'Or.

PARIS

F. SAVY, LIBRAIRE ÉDITEUR

24, rue Hautefeuille, 24.

—

Février 1867

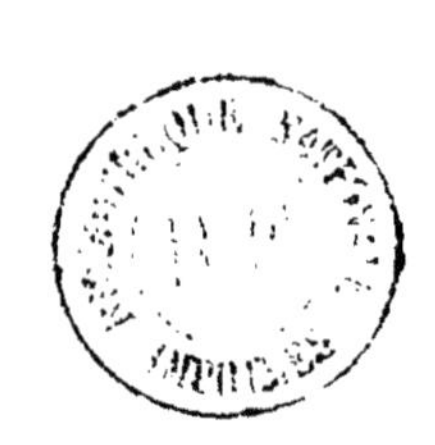

INTRODUCTION

Si j'avais à formuler une loi à la fois simple et complète, pour la réglementation de l'industrie, je proposerais la suivante :

« 1° Toutes les industries peuvent s'exercer librement ;

» 2° Lorsque la salubrité publique sera compromise par l'exercice d'une industrie, quelle qu'elle soit, les préfets pourront, après avoir pris l'avis des conseils d'hygiène et des maires, ordonner la fermeture de l'établissement, sauf le recours de l'industriel au conseil d'État ;

» 3° Les particuliers qui souffriront quelques dommages par suite du voisinage d'un établissement industriel, s'adresseront aux tribunaux pour obtenir réparation de ce dommage. »

Cette loi comprend tout ce qu'il y a d'essentiel dans le sujet qui va nous occuper : libre développement de l'industrie, sauvegarde de la salubrité publique, réserve des droits des tiers.

La mise en pratique d'une pareille loi ne présenterait aucune difficulté ; mais pour être possible elle exige, de la part des autorités locales, des manufacturiers et de leurs voisins, des conditions qui sont loin d'être aujourd'hui généralement remplies.

L'étude que je viens d'achever m'en a donné plus d'une fois la preuve, et si j'ai cru devoir formuler en tête de ce travail un système aussi radicalement opposé à celui qui est en vigueur, je dois m'empresser d'ajouter que je considère ce système seulement comme un projet dont la réalisation est encore éloignée, mais vers lequel doivent tendre tous les actes destinés à l'amélioration et au perfectionnement du régime actuel.

Une autre conséquence de mes observations sur ce sujet, c'est que si les industriels désirent voir modifier les règlements qui les régissent, leur premier devoir est de se mettre en mesure de bien connaître et d'exécuter fidèlement et scrupuleusement tout ce qui leur est prescrit en ce moment par la loi, dans leur propre intérêt et dans l'intérêt général.

La législation actuelle a été un progrès sur le régime arbitraire qui l'a précédé, son application sérieuse par tout le monde pourra seule permettre d'y apporter des simplifications. Quand les industriels seront instruits de leurs devoirs et habitués à les remplir, quand les personnes étrangères à l'industrie auront appris à en apprécier les bienfaits et seront disposées à une large tolérance, quand les administrations locales auront acquis partout les connaissances nécessaires pour la pratique et l'intelligence des règlements, l'industrie pourra se passer de la protection que lui accorde l'autorité supérieure, et le système auquel je serais tout disposé à donner la préférence deviendra possible. Ici, comme à tous les autres points de vue, c'est du jeu normal et régulier des institutions existantes qu'il faut attendre leur perfectionnement. Ce moyen est le plus sûr, c'est aussi le plus rapide.

On comprend dès lors quelles sont les idées qui m'ont servi de guide dans cette étude. J'ai pris la loi telle qu'elle est, et si j'ai cru devoir signaler ses lacunes et ses imperfections, je n'ai négligé aucune occasion de faire ressortir les avantages qu'elle présente.

J'ai donc eu soin de discuter et d'énumérer complètement les droits et les devoirs de tous les intéressés, magistrats, industriels, propriétaires dont le concours est indispensable pour que la loi produise les bons effets qu'on doit en attendre.

Cette marche me paraît être la meilleure pour arriver aux améliorations dont la loi est susceptible, car je suis convaincu que la législation de 1810, en matière d'établissements insalubres, aurait beaucoup plus avancé notre éducation industrielle, si elle avait été plus libéralement appliquée par les uns, plus franchement acceptée par les autres et mieux comprise par tous.

La loi a eu pour but de défendre l'industrie contre les tracasseries des voisins, et les exigences ou la faiblesse des autorités locales. Loin d'empêcher ses progrès, elle les a favorisés en la protégeant également contre ses propres écarts, et contre les fautes des manufacturiers trop avides qui ne reculent devant aucun moyen pour augmenter leurs bénéfices.

D'un autre côté, les industriels doivent être bien persuadés que le régime de la liberté pure et simple, qu'ils réclament souvent sans en comprendre les conséquences, serait pour eux plus difficile et plus onéreux que celui sous lequel ils vivent maintenant.

Quoi qu'il en soit, cette émancipation est une conséquence forcée de la marche des évènements que nous voyons se succéder dans le domaine de l'industrie ; le perfectionnement des opérations, la simplification des appareils, la diffusion des connaissances scientifiques, la généralisation de la pratique des règles de l'hygiène publique et privée, tout doit concourir à amener plus ou moins rapidement cet important résultat.

En attendant sa réalisation, j'ai pensé qu'il pouvait être utile d'appeler l'attention des industriels sur les différents points de la législation actuelle. Souvent on peut constater leur ignorance absolue des devoirs qu'elle leur impose, quelquefois même on les trouve trop facilement disposés à s'y soustraire et à les éluder. Espérons que la connaissance des conséquences fâcheuses de cette omission les amènera à se montrer plus attentifs et plus scrupuleux.

Je n'ai pas la prétention d'avoir fait un travail complet sur cette matière, que j'avais d'abord seulement étudiée pour moi-même. En réunissant les principaux chapitres de cette étude, j'ai cherché surtout à me mettre à la portée des industriels et des propriétaires, étrangers comme moi à la science du droit.

Tel qu'il est, ce travail pourra être utile à tous ceux qui ont besoin de s'éclairer sur les différents points de la législation en matière d'établissements insalubres et sur la marche à suivre dans les diverses circonstances qui peuvent se présenter.

A tout industriel, à tout propriétaire qui aurait à s'adresser soit à l'administration, soit aux tribunaux pour des faits soumis à cette législation, je recommanderai toujours de recourir aux conseils d'un jurisconsulte, afin de se renseigner sur la marche qu'il faut suivre dans chaque cas particulier.

Avant de terminer cette introduction, c'est pour moi un devoir de remercier M. le Dr Noirot, secrétaire du Conseil central d'hygiène de la Côte-d'Or, qui a bien voulu accueillir cette notice et lui donner place à la suite du compte-rendu des travaux accomplis par les Conseils d'hygiène du département.

Dijon, 5 février 1867.

C. LADREY.

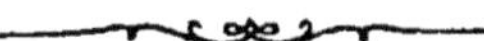

LES ÉTABLISSEMENTS INDUSTRIELS

ET

L'HYGIÈNE PUBLIQUE

CHAPITRE I.

Examen de la législation qui régit les établissements incommodes, dangereux ou insalubres.

La législation actuellement en vigueur pour la réglementation des établissements incommodes, dangereux ou insalubres est presque entièrement comprise dans le décret du 15 octobre 1810. Ce décret a été modifié sur quelques points par l'ordonnance royale du 14 janvier 1815, et par le décret du 25 mars 1852, sur la décentralisation administrative.

C'est dans l'examen de ces trois documents que nous trouverons tous les éléments nécessaires pour la discussion qui va suivre. Nous devons donc commencer cette étude par la reproduction intégrale des dispositions du décret du 15 octobre 1810.

Décret impérial relatif aux manufactures et ateliers qui répandent une odeur insalubre ou incommode.

« ART. 1ᵉʳ. A compter de la publication du présent décret, les manufactures et ateliers qui répandent une odeur insalubre ou incommode ne pourront être formés sans une permission de l'autorité administrative.

» Ces établissements seront divisés en trois classes :

» La première classe comprendra ceux qui doivent être éloignés des habitations particulières ;

» La seconde classe, les manufactures et ateliers dont l'éloignement des habitations n'est pas rigoureusement nécessaire, mais dont il importe néanmoins de ne permettre la formation qu'après avoir acquis la certitude que les opérations qu'on y pratique sont exécutées de manière à ne pas incommoder les propriétaires du voisinage, ni à leur causer des dommages ;

» Dans la troisième classe seront placés les établissements qui peuvent rester sans inconvénients auprès des habitations, mais doivent être soumis à la surveillance de la police.

» ART. 2. La permission nécessaire pour la formation des manufactures et ateliers compris dans la première classe, sera accordée avec les formalités ci-après, par un décret rendu en notre conseil d'Etat.

» Celle qu'exigera la mise en activité des établissements

placés dans la seconde classe, le sera par lés préfets sur l'avis des sous-préfets.

» La permission pour l'exploitation des établissements placés dans la troisième classe, le sera par les sous-préfets qui prendront préalablement l'avis des maires.

» Art. 3. La permission pour les manufactures et fabriques de première classe ne sera accordée qu'avec les formalités suivantes :

» La demande en autorisation sera présentée au préfet et affichée par son ordre dans toutes les communes à 5 kilomètres de rayon; dans ce délai, tout particulier sera admis à présenter ses moyens d'opposition. Les maires des communes auront la même faculté.

» Art. 4. S'il y a des oppositions, le conseil de préfecture donnera son avis, sauf la décision du conseil d'Etat.

» Art. 5. S'il n'y a pas d'opposition, la permission sera accordée, s'il y a lieu, sur l'avis du préfet et le rapport de notre Ministre de l'Intérieur.

» Art. 6. S'il s'agit de fabriques de soude, ou si la fabrique doit être établie dans la ligne des douanes, notre directeur général des douanes sera consulté.

» Art. 7. L'autorisation de former des manufactures et ateliers compris dans la seconde classe ne sera accordée qu'après que les formalités suivantes auront été accomplies.

» L'entrepreneur adressera d'abord sa demande au sous-préfet de son arrondissement, qui la transmettra au maire de la commune dans laquelle on projette de former l'établissement, en le chargeant de procéder à des informations *de commodo et incommodo*.

» Ces informations terminées, le sous-préfet prendra sur le tout un arrêté qu'il transmettra au préfet; celui-ci statuera, sauf le recours à notre conseil d'Etat par toutes parties intéressées. S'il y a opposition, il sera statué par le conseil de préfecture, sauf le recours au conseil d'Etat.

» ART. 8. Les manufactures et ateliers, ou établissements portés dans la troisième classe ne pourront se former que sur la permission du préfet de police, à Paris, et sur celle des maires dans les autres villes. S'il s'élève des réclamations contre la décision prise par le préfet de police ou les maires, sur une demande en formation de manufactures ou d'ateliers compris dans la troisième classe, elles seront jugées en conseil de préfecture.

» ART. 9. L'autorité locale indiquera le lieu où les manufactures et ateliers compris dans la première classe pourront s'établir, et exprimera sa distance des habitations particulières. Tout individu qui ferait des constructions dans le voisinage de ces manufactures et ateliers, après que la formation en aura été permise, ne sera plus admis à en solliciter l'éloignement.

» ART. 10. La division en trois classes des établissements qui répandent une odeur insalubre ou incommode, aura lieu conformément au tableau annexé au présent décret. Elle servira de règle toutes les fois qu'il sera question de prononcer sur des demandes en formation de ces établissements.

» ART. 11. Les dispositions du présent décret n'auront point d'effet rétroactif. En conséquence, tous les établissements qui sont aujourd'hui en activité continueront à être exploités librement, sauf les dommages dont pourront être passibles les entrepreneurs de ceux qui préjudicient aux propriétés des voisins ; ces dommages seront arbitrés par les tribunaux.

» ART. 12. Toutefois, en cas de graves inconvénients pour la salubrité publique, la culture ou l'intérêt général, les fabriques ou ateliers de première classe qui les causent pourront être supprimés en vertu d'un décret rendu en notre conseil d'Etat, après avoir entendu la police locale, pris l'avis des préfets, reçu la défense des manufacturiers ou fabricants.

» ART. 13. Les établissements maintenus par l'article 11 cesseront de jouir de cet avantage dès qu'ils seront transférés dans un autre emplacement, ou qu'il y aura une interruption de six mois dans les travaux. Dans l'un et l'autre cas, ils rentreront dans la catégorie des établissements à former, et ils ne pourront être remis en activité qu'après avoir obtenu, s'il y a lieu, une nouvelle permission. »

Nous ne reproduisons pas le tableau dont il est fait mention à l'art. 10, parce qu'il a été plusieurs fois modifié depuis la publication du précédent décret.

Une série nombreuse de décrets et d'ordonnances a classé successivement dans les trois catégories d'établissements insalubres ceux qui n'y avaient pas été compris dans l'origine, et sur lesquels a été appelée l'attention de l'administration.

Nous donnerons plus loin la liste et la classification complète de ces établissements, telles qu'elles sont admises aujourd'hui, avec l'indication sommaire des inconvénients que ces établissements peuvent présenter, et, pour quelques-uns d'entre eux, le résumé des conditions qu'il convient d'insérer dans les arrêtés d'autorisation afin de remédier à ces inconvénients.

L'ordonnance royale du 14 janvier 1815, complète et explique plutôt qu'elle ne modifie le décret de 1810. Elle donne d'abord une nouvelle nomenclature des établissements insalubres ; nous n'avons pas besoin de nous y arrêter, d'après l'observation que nous venons de faire, mais nous devons signaler les articles suivants de cette ordonnance.

« ART. 2. Le procès-verbal d'information *de commodo et incommodo* exigé par l'art. 7 du décret du 15 octobre 1810, pour la formation des établissements compris dans la seconde classe, sera pareillement exigible, en outre de l'affiche de demande, pour la formation de ceux compris dans la première classe. Il n'est rien innové aux autres dispositions de ce décret.

» ART. 3. Les permissions pour la formation des établissements compris dans la troisième classe seront délivrées dans les départements, conformément aux art. 2 et 8 du décret du 15 octobre 1810 par les sous-préfets, après avoir pris préalablement l'avis des maires et de la police locale.

» ART. 5. Les préfets sont autorisés à faire suspendre la formation ou l'exercice des établissements nouveaux, qui, n'ayant pu être compris dans la nomenclature, seraient cependant de nature à y être placés ; ils pourront accorder l'autorisation pour tous ceux qu'ils jugeront devoir appartenir aux deux dernières classes de la nomenclature, en remplissant les formalités prescrites par le décret du 15 octobre 1810, sauf, dans les deux cas, à en rendre compte à notre directeur général des manufactures et du commerce »

Enfin, le décret du 25 mars 1852 a donné aux préfets le droit de statuer sur les demandes tendant à obtenir l'autorisation de créer les établissements rentrant dans la première classe. Ces autorisations doivent être accordées dans les formes déterminées pour cette nature d'établissements, et avec les recours existants pour les ateliers de deuxième classe.

Nous trouvons dans les instructions envoyées aux préfets à cette occasion qu'ils doivent toujours prendre préalablement l'avis du conseil d'hygiène et de salubrité de l'arrondissement dans lequel l'établissement est projeté. L'avis des conseils d'hygiène et de salubrité, dont l'organisation actuelle remonte seulement à 1848, était autrefois remplacé par la visite des lieux faite par un architecte, et par un rapport rédigé par les personnes chargées dans la localité de ce qui concerne la salubrité publique.

Relativement au décret du 25 mars 1852, qui confère aux préfets un droit réservé jusqu'alors à l'administration supérieure, nous devons ajouter une observation, c'est qu'il s'applique uniquement aux cas de demandes d'autorisation. Mais s'il s'agit de la suppression d'un établissement, ce décret n'est plus applicable. La circulaire ministérielle du 15 décembre 1852 établit nettement que, conformément à l'art. 12 du décret du 15 octobre 1810, les affaires de ce genre doivent être soumises à l'administration supérieure qui ne statue qu'après avoir pris l'avis du conseil d'Etat.

En résumé, nous pouvons admettre les conséquences générales suivantes comme résultant des dispositions que nous venons de rapporter :

1° Les établissements réputés insalubres, incommodes ou dangereux, et classés comme tels par décision de l'administration supérieure, ne peuvent être fondés sans une autorisation préalable ;

2° Ces établissements sont divisés en trois classes, suivant l'importance des inconvénients et des dangers qu'ils présentent ;

3° Les autorisations nécessaires pour la fondation de ces établissements sont accordées pour ceux des deux premières classes, par les préfets, pour ceux de troisième classe, par les sous-préfets, après l'accomplissement des formalités prescrites.

Nous aurons à revenir sur le détail de ces formalités, et sur les recours qui peuvent avoir lieu, soit au conseil de préfecture, soit au conseil d'Etat, contre les décisions prises par l'autorité préfectorale.

CHAPITRE II.

Nomenclature des Etablissements classés depuis 1810 jusqu'au mois de septembre 1866.

ÉTABLISSEMENTS DE Ire CLASSE.

Les établissements de première classe sont ceux qui doivent être éloignés des habitations particulières.

On a souvent demandé qu'on déterminât d'une manière positive la distance à laquelle ces établissements devaient être des habitations. Cette détermination n'est guère possible, car un établissement dangereux peut, quoique très rapproché des maisons, ne leur causer aucun préjudice, tandis que tel autre, placé à une plus grande distance, sera, au contraire, très incommode.

C'est aux autorités locales à déterminer, dans chaque cas particulier, la distance à laquelle un établissement devra être placé.

Ainsi, ces sortes d'établissements peuvent parfaitement être situés dans l'enceinte des villes, pourvu que leur isolement soit suffisant, et qu'on y mette en pratique les procédés propres à faire disparaître ou à diminuer les inconvénients qu'ils présentent.

ABATTOIRS PUBLICS et communs à ériger dans toute commune, quelle que soit la population. — Mauvaise odeur, danger de voir les animaux s'échapper.

ACIDE NITRIQUE (fabrication de l'), vulgairement appelé eau forte. — Odeur désagréable et incommode. Ce produit ne se fabrique plus d'après l'ancien procédé. *(Voy. à la seconde classe.)*

ACIDE PYROLIGNEUX (fabriques d'), lorsque les gaz se répandent dans l'air sans être brûlés. — Beaucoup de fumée, odeur empyreumatique très désagréable.

ACIDE SULFURIQUE (fabrication de l'). — Odeur désagréable, insalubre et nuisible à la végétation.

Il est important, dans les fabriques d'acide sulfurique, de faire élever la cheminée de l'usine servant au dégagement des gaz à une hauteur convenable, qui sera déterminée d'après l'examen de la localité, et de faire condenser complétement les vapeurs ou gaz odorants et nuisibles.

AFFINAGE DE L'OR OU DE L'ARGENT PAR L'ACIDE SULFURIQUE, quand les gaz dégagés pendant cette opération sont versés dans l'atmosphère. — Dégagement de gaz nuisibles.

AFFINAGE DE MÉTAUX, au fourneau à manche, au fourneau

à coupelle, ou au fourneau à réverbère. — Fumée et vapeurs insalubres et nuisibles à la végétation.

Allumettes (fabrication d') préparées avec des poudres ou matières détonnantes, fulminantes ou inflammables ; allumettes dites chimiques. — Explosion, danger d'incendie ; inconvénients pour les ouvriers résultant de l'emploi du phosphore.

L'instruction adressée aux préfets le 15 décembre 1852 sur la décentralisation administrative en ce qui regarde les établissements insalubres de première classe, contient les conditions suivantes à insérer dans les arrêtés d'autorisation relatifs aux fabriques d'allumettes chimiques :

1º N'employer dans la confection des allumettes ni chlorate de potasse, ni aucun autre sel rendant les mélanges explosibles ;

2º Broyer à sec et séparément les matières premières dont on fait usage ;

3º Ne jamais préparer à la fois au-delà d'un litre de matières mélangées de phosphore, lesquelles devront être conservées à la cave, dans un vase plongé dans l'eau ;

4º Se livrer à cette opération dans un atelier légèrement construit, plafonné et non plancheié, et isolé de toute construction ;

5º Recouvrir en plâtre tous les bois apparents dans les pièces où l'on confectionne les allumettes ;

6º Déposer les objets fabriqués dans un local séparé, qui ne présente aucun danger sous le rapport du feu;

7º Opérer le transport des allumettes fabriquées dans des boîtes de métal, telles que fer-blanc, zinc, etc.;

8º Se conformer, en outre, à toutes les dispositions des règlements existants, et à toutes celles qui pourraient être prescrites ultérieurement sur le fait des fabriques d'allumettes chimiques.

L'instruction ajoute que l'autorisation devra être limitée à cinq ans.

AMIDONNERIES. — Odeur très désagréable ; écoulement des eaux. *(Voy. à la seconde classe.)*

AMORCES FULMINANTES. — Explosion et danger d'incendie.

L'instruction du 15 décembre 1852 contient les prescriptions suivantes :

Dans les fabriques d'amorces fulminantes, on devra se conformer à toutes les dispositions mentionnées dans les ordonnances des 25 juin 1823 et 30 octobre 1836 pour les fabriques de poudres ou matières fulminantes ; construire le séchoir et l'atelier de tamisage en matériaux légers, et la poudrière en maçonnerie ; séparer les diverses parties de l'établissement par des talus de terre de 3 mètres de hauteur ; établir en dehors des talus les fourneaux du séchoir, pour l'élévation de la température duquel il ne sera employé que la vapeur ou l'eau chaude.

L'autorisation devra être limitée à cinq ans.

ARCANSONS OU RÉSINES DE PIN (travail en grand des), soit pour la fonte et l'épuration de ces matières, soit pour en extraire la térébenthine. — Danger du feu et odeur très désagréable.

ARTIFICIERS. — Danger d'incendie et d'explosion.

La poudrière devra être établie au-dessus du niveau du sol, et elle sera couverte d'une toiture légère. Il n'y aura jamais en dépôt plus de 4 à 5 kilogrammes de poudre à la fois pour les besoins de la fabrication.

L'autorisation devra être limitée à cinq ans.

Bleu de Prusse (fabriques de), lorsqu'on n'y brûle pas la fumée et l'hydrogène sulfuré. — Odeur désagréable, insalubre. *(Voy. à la seconde classe.)*

Boues (dépôts de) et de toute autre sorte d'immondices. — Odeur très désagréable et insalubre.

Boyauderies. — Odeur très désagréable et insalubre.

L'atelier devra toujours être tenu dans un grand état de propreté au moyen de fréquents lavages, soit à l'eau pure, soit à l'eau chlorurée. On n'y permettra que l'admission de menus convenablement préparés ou nettoyés, et on n'y conservera aucun résidu susceptible de fermenter et de se putréfier. Les eaux de lavage auront un écoulement rapide.

Calcination d'os d'animaux, lorsqu'on ne brûle pas la fumée. — Odeur très désagréable de matières animales brûlées portée à une très grande distance. *(Voy. à la seconde classe.)*

L'établissement devra être clos de murs. On n'y apportera que des os complètement décharnés, et les approvisionnements seront limités aux besoins de la fabrication. La calcination des os sera faite en vases clos et la fumée des fours sera dirigée dans une cheminée commune, construite en briques, et élevée de 10 mètres au-dessus du sol.

Cendres d'orfèvre (traitement des) par le plomb. — Fumée et vapeurs insalubres.

Cendres gravelées (fabrication des), lorsqu'on laisse répandre la fumée au dehors. — Fumée très épaisse et très désagréable par sa puanteur. *(Voy. à la seconde classe.)*

Chairs ou débris d'animaux (dépôts de); ateliers et fabriques où ces matières sont préparées par la macération, ou desséchées pour être employées à quelque autre fabrication.— Odeur très désagréable.

CHANVRE (rouissage du) en grand par son séjour dans l'eau ; rouissage du lin. — Emanations insalubres; infection des eaux ; fièvres.

CHARBON ANIMAL (fabrication du), ou sa revivification lorsqu'on ne brûle pas la fumée.— Odeur très désagréable de matières animales brûlées portée à de grandes distances. (*Voy. à la seconde classe.*)

CHARBON DE TERRE (épurage du) lorsqu'on opère à vases ouverts ; cet article comprend les fours à coke placés dans les mêmes conditions. — Fumée et odeur très désagréable. (*Voy. à la seconde classe.*)

CHLORURE DE CHAUX (fabrication du) en grand. — Odeur désagréable et incommode quand les appareils perdent, ce qui a lieu de temps à autre. (*Voy. à la seconde classe.*)

CITERNES A ENGRAIS. — Très peu d'inconvénients.

COLLE-FORTE (fabriques de). — Mauvaise odeur.

COMBUSTION DES PLANTES MARINES, lorsqu'elle se pratique dans des établissements permanents. — Exhalaisons désagréables, nuisibles à la végétation et portées à de grandes distances.

CORDES A INSTRUMENTS (fabriques de). — Sans odeur si les eaux de lavage ont un écoulement convenable, ce qui n'a pas lieu ordinairement.

CRETONNIERS. — Mauvaise odeur et danger du feu.

CRISTAUX, VERRES, etc. (fabriques de). — Danger du feu et fumée.

—Cuirs vernis (fabriques de). — Mauvaise odeur et danger du feu.

Débris d'animaux (dépôts de). — Odeur très désagréable.

Dégras (fabriques de) ou huile épaisse à l'usage des tanneurs et des corroyeurs. — Odeur très désagréable et danger d'incendie.

Désargentage (ateliers de) du cuivre par le mélange de l'acide sulfurique et de l'acide nitrique. — Dégagement de gaz nuisibles.

Echaudoirs, dans lesquels on prépare et l'on cuit les intestins, abattis et autres débris, soit des animaux tués pour la boucherie, soit des autres. — Très mauvaise odeur.

Emaux (fabriques d'). — Fumée.

Encre d'imprimerie (fabriques d'). — Odeur très désagréable et danger du feu.

Engrais. Cet article comprend tous les dépôts de matières provenant de la vidange des latrines ou des animaux et destinés à servir d'engrais. — Odeur très désagréable et insalubre.

Les prescriptions relatives à l'autorisation des dépôts d'engrais et de poudrette se résument dans les suivantes :

Les matières fécales doivent être désinfectées dans les fosses d'aisances et transportées au moyen de tonneaux hermétiquement fermés. Elles seront déposées dans des fosses recouvertes de hangars, et on les couvrira de charbon afin d'éviter toute émanation désagréable.

Ces fosses seront construites en maçonnerie, et elles seront cimentées de façon à empêcher le liquide de filtrer à travers les terres et d'infecter les puits ou citernes.

Une fois converties en engrais, les matières seront déposées sous des hangars et à l'abri de l'humidité.

Essences (fabriques d'). — *(Voyez* Pétrole.)

Equarrissage (ateliers d'). — Odeur très désagréable ; vue des opérations.

Les ateliers d'équarrissage doivent être clos de murs et entourés d'arbres. Les cours intérieures seront pavées et fréquemment lavées, ainsi que les caves où seront abattus les animaux.

Le pourtour de l'atelier d'équarrissage et celui des ateliers de cuisson seront garnis de dalles cimentées à la chaux hydraulique, jusqu'à un mètre de hauteur.

Les matières liquides résultant du travail de l'équarrissage seront reçues dans des citernes voûtées et closes. Les chairs et autres matières animales seront soumises à une dessiccation suffisante pour qu'elles ne soient plus sujettes à se corrompre.

On ne fera dans l'établissement aucune accumulation d'os ni de résidus. La cuisson des chairs s'opèrera dans des vases clos et dans les vingt-quatre heures qui suivront l'abattage.

Les animaux morts seront transportés à l'équarrissage dans des voitures couvertes et munies d'une plaque indiquant leur destination.

Ether (fabriques d') et dépôts d'éther lorsque ces dépôts en contiennent plus de quarante litres à la fois. — Explosion et danger d'incendie.

Etoupilles (fabriques d') préparées avec des poudres ou

des matières détonnantes et fulminantes. — Tous les dangers de la fabrication des poudres fulminantes.

Feutres vernis (fabriques de). — Odeur désagréable, crainte d'incendie.

Fourneaux (hauts). — Fumée épaisse et danger du feu. (La formation de ces établissements est, en outre, réglée par la loi du 21 avril 1810 sur les mines.)

Fulminate de mercure (fabriques de), amorces fulminantes et autres matières dans la préparation desquelles entre le fulminate de mercure. — Explosion et danger d'incendie.

Goudron (fabrication du); travail en grand des goudrons, soit pour la fonte et l'épuration de ces matières, soit pour en extraire la térébenthine. — Odeur désagréable et insalubre, danger du feu.

Graisses (fonte des) à feu nu. — Très mauvaise odeur et danger du feu.

Huiles de lin (cuisson des). — Odeur très désagréable et danger du feu.

Huile de pied de bœuf (fabriques d') et de cornes. — Mauvaise odeur causée par les résidus.

Huile de poisson (fabriques d'). — Odeur très désagréable et danger du feu.

Huile de foie de morue (extraction d').

Huiles de goudron et de schiste (travail en grand des). (Voyez Pétrole.)

Huile de térébenthine (distillation de l') et de l'huile

d'aspic en grand. — Odeur très désagréable et danger du feu.

Huile épaisse (fabriques d'), ou dégras à l'usage des tanneurs. — Odeur très désagréable et danger d'incendie.

Huile rousse (fabriques d') extraite des cretons et débris de graisse à une haute température. — Odeur très désagréable et danger d'incendie.

Litharge (fabrication de la). — Exhalaisons dangereuses.

Massicot (fabrication du). — Première préparation du plomb pour le convertir en minium. — Exhalaisons dangereuses.

Ménageries. — Danger de voir les animaux s'échapper des cages.

Minium (fabrication du). — Préparation du plomb pour les potiers, les faïenciers, fabricants de cristaux, etc. — Exhalaisons moins dangereuses que celles du massicot.

Noir animalisé (fabriques et dépôts de). — Odeur très désagréable et insalubre occasionnée par les os en magasins et par la carbonisation.

Noir d'ivoire (fabrication du) et du noir d'os lorsqu'on ne brûle pas la fumée. — Odeur très désagréable de matières animales brûlées, portée à de grandes distances. (*Voyez à la seconde classe.*)

Os d'animaux (calcination d') lorsqu'on n'y brûle pas la fumée. — Odeur très désagréable de matières animales brûlées, portée à une grande distance.

Pétrole (usines pour la fabrication, la distillation et le travail en grand du), des huiles de schiste et de goudron, des essences et autres hydrocarbures servant à l'éclairage, au chauffage, à la fabrication des couleurs et vernis, au dégraissage des étoffes, ou à tout autre usage, quel que soit le degré de leur inflammabilité. — Danger d'incendie. — Décret impérial du 18 avril 1866.

Ces substances sont rangées en deux catégories : la première comprend celles qui sont très inflammables, c'est-à-dire qui émettent, à une température inférieure à 35°, des vapeurs susceptibles de prendre feu au contact d'une allumette enflammée.

La seconde comprend les substances moins inflammables, c'est-à-dire celles qui n'émettent des vapeurs susceptibles de prendre feu au contact d'une allumette enflammée qu'à une température égale ou supérieure à 35°.

Les dépôts de ces substances appartenant à la 1re catégorie sont rangés dans la 1re classe s'ils contiennent, même temporairement, 1050 litres ou plus desdites substances.

Les dépôts des substances de la 2e catégorie sont également rangés dans la 1re classe s'ils contiennent, même temporairement, 10500 litres ou plus desdites substances. (*Voyez à la 2e classe*)

Porcheries. — Odeur très mauvaise et cris désagréables.

Potasse (fabriques de), par la calcination des résidus provenant de la distillation des betteraves, des mélasses, etc. — Buées, odeur, danger d'explosion des fours.

Poudres (fabriques de), ou matières détonnantes et fulminantes ; fabrication d'allumettes, d'étoupilles ou autres objets du même genre avec ces sortes de poudres ou matières. — Explosion et danger d'incendie.

Poudrette. — Très mauvaise odeur. *(Voyez* Engrais*.)*

Résines (ateliers où se pratique le travail en grand des) et de toutes les matières résineuses, soit pour la fonte et l'épuration de ces matières, soit pour en extraire la térébenthine. Cette classification comprend les établissements qui distillent les résines pour les convertir en huiles. — Mauvaise odeur et danger du feu.

Rouge de Prusse (fabriques de) à vases ouverts. — Exhalaison désagréable et nuisible à la végétation quand il est fabriqué avec le sulfate de fer (couperose verte). *(Voyez à la deuxième classe.)*

Routoirs, servant au rouissage en grand du chanvre et du lin par leur séjour dans l'eau. — Emanations insalubres, infection des eaux

Sabots (ateliers à enfumer les), dans lesquels il est brûlé de la corne et d'autres matières animales. — Mauvaise odeur et fumée.

Sang (dépôts et ateliers pour la cuisson ou la dessiccation du) des animaux destiné à la fabrication du bleu de Prusse. — Odeur très désagréable, surtout si le sang n'est pas conservé à l'état sec.

Sel ammoniaque (fabrication du), ou chlorhydrate d'ammoniaque par la distillation des matières animales. — Odeur très désagréable et portée au loin.

Sel ammoniaque (fabriques de), ou chlorhydrate d'ammoniaque extrait des eaux de condensation du gaz. — Odeur extrêmement désagréable et nuisible quand les appareils ne sont pas parfaits.

Soies de cochon (ateliers pour la préparation des) par tout procédé de fermentation. — Odeurs infectes et insalubres.

Soudes de varech (fabrication des) en grand, lorsqu'elle s'opère dans des établissements permanents. — Exhalaisons désagréables, nuisibles à la végétation et portées à de grandes distances.

Soufre (distillation du) et fabrication de la fleur de soufre. — Grand danger du feu et odeur désagréable. (*Voyez à la deuxième classe.*)

Suif en branches (fonderies de), à feu nu ; fabrication du suif brun, dépôts de suif en branches. — Odeur très désagréable et danger du feu. *(Voyez à la deuxième classe.)*
La chaudière dans laquelle la graisse est mise en fusion doit être recouverte d'une hotte de planches parfaitement jointes. Cette hotte sera mise en communication avec la cheminée de tirage, et les joints seront lutés de manière à forcer les vapeurs à se rendre dans les tuyaux d'appel.

Suif d'os (fabrication du). — Mauvaise odeur, nécessité d'écouler les eaux.

Sulfate d'ammoniaque (fabrication du), au moyen de la distillation des matières animales. — Odeur très désagréable et portée au loin.

Sulfate de cuivre (fabrication du), au moyen du soufre et du grillage. — Exhalaisons désagréables et nuisibles à la végétation. (*Voyez à la deuxième classe.*)

Sulfate de potasse (fabrication du), à vases ouverts. — Exhalaisons dangereuses, nuisibles à la végétation et portées à de grandes distances.

SULFURES MÉTALLIQUES (grillage des) en plein air.— Exhalaisons désagréables et nuisibles à la végétation.

TABAC (combustion des côtes de) en plein air. — Odeur très désagréable.

TAFFETAS CIRÉS (fabriques de), de taffetas et toiles vernis, fabriques de toiles cirées. Ce dernier article comprend les toiles grosses d'emballage et les toiles goudronnées pour bâches. — Danger du feu et mauvaise odeur.

L'étuve sera construite en matériaux incombustibles. Le local où l'on fait cuire les huiles sera construit en plâtre et moellons, et les chaudières seront surmontées d'une hotte avec un tuyau pour le dégagement des vapeurs.

TÉRÉBENTHINE (travail en grand pour l'extraction de la). — Odeur insalubre et danger du feu.

TOURBE (carbonisation de la), à vases ouverts. — Très mauvaise odeur et fumée.

TRIPIERS. — Mauvaise odeur, nécessité de l'écoulement rapide des eaux.

TUERIES dans les communes dont la population excède 10,000 ames. — Danger de voir les animaux s'échapper, mauvaise odeur. (*Voyez à la troisième classe.*)

URATES (fabrication d'), mélanges de l'urine avec la chaux, le plâtre et la terre. — Odeur désagréable.

VERNIS (fabriques de). — Très grand danger du feu et odeur désagréable.

VERRE, CRISTAUX ET ÉMAUX (fabriques de). — Grande fumée et danger du feu. L'établissement des verreries proprement dites, usines destinées à la fabrication du verre en grand est régi par la loi du 24 avril 1810.

Visières (fabriques de) et feutres vernis. — Odeurs désagréables, crainte d'incendie.

Voiries et dépôts de boue et de toute autre sorte d'immondices. — Odeur très désagréable et insalubre.

ÉTABLISSEMENTS DE 2ᵉ CLASSE.

La deuxième classe des établissements dangereux, insalubres ou incommodes comprend les manufactures et les ateliers dont l'éloignement des habitations n'est pas rigoureusement nécessaire, mais dont il importe de ne permettre la formation qu'après avoir acquis la certitude que les opérations qu'on y pratique seront exécutées de manière à ne pas incommoder les propriétaires du voisinage, ni à leur causer de dommages.

Absinthe (distillerie d'extrait ou fabrication de l'esprit d'). —Danger d'incendie ; odeur ; écoulement des eaux.

Acide chlorhydrique ou muriatique (fabriques d') à vases clos. — Odeur désagréable et incommode quand les appareils perdent.

Acide nitrique (fabrication de l'), eau forte, par la décomposition du salpêtre au moyen de l'acide sulfurique dans un appareil de Wolff. — Odeur désagréable et incommode quand les appareils perdent. (*Voyez à la première classe.*)

Acide pyroligneux (fabrication de l') quand les gaz son

brûlés. — Un peu de fumée et d'odeur empyreumatique.
(*Voyez à la première classe.*)

ACIDE PYROLIGNEUX (préparation des combinaisons de l')
avec le fer, le plomb ou la soude. — Emanations désagréables
qui ont constamment lieu pendant la concentration des produits.

ACIER (fabriques d'). — Fumée et danger du feu.

AFFINAGE DE L'OR OU DE L'ARGENT PAR L'ACIDE SULFURIQUE,
quand les gaz dégagés pendant cette opération sont condensés.
— Très peu d'inconvénients quand les appareils sont montés
et fonctionnent bien. (*Voyez à la première classe.*)

AMIDONNERIES, avec séparation du gluten par des lavages
et sans fermentation quand les usines ont un écoulement
constant de leurs eaux. — Eau de lavage. (*Voyez à la première classe.*)

BATTAGE en grand et journalier de la laine et de la bourre.—
Bruit et poussière fétide ou insalubre et incommode.

BATTES MÉCANIQUES. — Bruit, poussière, ébranlement des
maisons voisines.

BATTOIRS A ÉCORCE dans les villes. — Bruit, poussière et
danger du feu.

BITUMES EN PLANCHES (fabrication de). — Ateliers pour la
fonte et la préparation des bitumes employés au dallage. —
Danger d'incendie, odeur.

BLANC DE BALEINE (Raffinerie de). — Peu d'inconvénients.

BLANCHIMENT DES TISSUS et des fils de laine ou de soie par
le gaz acide sulfureux. — Emanations insalubres.

. Blanchiment des toiles et des fils de chanvre, de lin et de coton par le chlore. — Emanations désagréables. (*Voyez à la troisième classe.*)

Blanc de plomb (fabriques de) ou de céruse. — Inconvénients pour la santé des ouvriers.

Bleu de Prusse (fabriques de), lorsqu'elles brûlent leur fumée et le gaz hydrogène sulfuré.—Très peu d'inconvénients si les appareils sont parfaits, ce qui n'a pas lieu constamment. (*Voyez à la première classe.*)

Briqueteries. — Fumée abondante au commencement de la fournée, quand les briques sont cuites dans des fours. Pour les briqueteries en plein air, l'action de la chaleur et des gaz sur la végétation est préjudiciable ; la vue du feu peut effrayer les chevaux.

Buanderies des blanchisseurs de profession, et lavoirs qui en dépendent quand ils n'ont pas un écoulement constant de leurs eaux. — Odeurs désagréables et insalubres.

Calcination d'os d'animaux, lorsque la fumée est brûlée — Odeur toujours sensible, même avec des appareils bien construits. (*Voyez à la première classe.*)

Caoutchouc (fabriques où l'on prépare les tissus imperméables au moyen du) dissous dans la térébenthine. — Classification provisoire en date du 9 août 1844.

Carbonisation du bois à l'air libre, lorsqu'elle se pratique dans des établissements permanents et ailleurs que dans les bois et forêts ou en rase campagne. — Odeur et fumée très désagréables s'étendant au loin.

Cartonniers. — Un peu d'odeur désagréable.

Cendres d'orfèvre (traitement des) par le mercure, et distillation des amalgames. — Dangers pour les ouvriers à cause de la vaporisation du mercure dans les ateliers.

Cendres gravelées (fabrication des) lorsqu'on brûle la fumée. — Un peu d'odeur. *(Voyez à la première classe.)*

Céruse (fabriques de). — Inconvénients pour la santé des ouvriers.

Chamoiseurs. — Un peu d'odeur.

Chandeliers. — Cette industrie comprend la fabrication des bougies stéariques. — Quelque danger du feu et un peu d'odeur.

Chanvre (peignage du) ; fabrication des chanvres imperméables. — Incommodité produite par la poussière, mauvaise odeur et danger d'incendie. *(Voyez à la première classe.)*

Chapeaux (fabriques de). — Buée et odeur assez désagréable, poussière noire occasionnée par le battage après la teinture et portée au loin.

Chapeaux de soie (fabrication des) ou autres préparés au moyen d'un vernis. — Danger du feu et mauvaise odeur.

Charbon animal (fabrication de) et sa revivification lorsque la fumée est brûlée. — Odeur toujours sensible, même avec des appareils bien construits. *(Voyez à la première classe.)*

Charbon de bois fait a vases clos. — Fumée et danger du feu.

Charbon de bois (magasins de) dans les villes. — Danger d'incendie, surtout quand les charbons ont été préparés à vases clos, attendu qu'ils peuvent prendre feu spontanément.

CHARBON DE TERRE (épurage du) lorsqu'on travaille à vases clos. Cet article comprend la préparation du coke faite dans les mêmes conditions. — Un peu d'odeur et de fumée. *(Voyez à la première classe.)*

CHATAIGNES (Dessiccation et conservation des). — Cette industrie présente peu d'inconvénients, attendu que c'est une opération de ménage.

CHAUX (fours à) permanents. — Grande fumée, vue du feu par les chevaux ; gaz asphyxiant.

CHIFFONNIERS — Odeur très désagréable et insalubre.

CHLORE (fabrication du), quand ce produit est employé dans les établissements même où on le prépare. — Odeur désagréable et incommode quand les appareils perdent.

CHLORURE DE CHAUX (fabrication du) quand ce produit est préparé en petite quantité, c'est-à-dire dans une proportion de 300 kilog. au plus par jour, ou bien lorsque le produit est employé dans l'établissement même où il est préparé. — Odeur désagréable et incommode quand les appareils perdent. *(Voyez à la première classe.)*

CHLORURES ALCALINS (fabriques de) ou eaux de javelle, quelles que soient les quantités de leur production. Cette classification des fabriques d'eaux de javelle remonte seulement au 26 août 1865 ; avant cette époque, les usines où la fabrication se faisait en grand étaient rangées dans la première classe. — Odeur désagréable et incommode quand les appareils perdent.

CHROMATE DE POTASSE (fabriques de). — Dégagement de gaz nitreux.

CHRYSALIDES (dépôts de). — Odeur très désagréable.

CIRE A CACHETER (fabriques de). — Quelque danger du feu.

COLLE DE PEAU DE LAPIN (fabriques de). — Mauvaise odeur.

CORROYEURS. — Mauvaise odeur.

COUVERTURIERS. — Danger causé par le duvet de laine en suspension dans l'air. Odeur d'huile rance et de vapeurs sulfureuses quand les soufroirs sont mal construits.

CUIRS VERTS (dépôts de) et de peaux fraîches. — Odeur désagréable et insalubre.

CUIVRE (fonte et laminage du). — Fumée, exhalaisons insalubres et danger du feu.

CUIVRE (dérochage du) par l'acide nitrique. — Odeur nuisible et désagréable.

DISTILLERIES D'EAU-DE-VIE. — Danger du feu.

DISTILLERIES d'eau-de-vie de grains, de genièvre, de mélasse, de jus de betteraves, etc. — Danger d'incendie, mauvaise odeur, écoulement des eaux.

EAUX SAVONNEUSES DES FABRIQUES (traitement des) pour l'extraction de l'huile et des autres corps gras qu'elles contiennent. — Mauvaise odeur et quelque danger du feu; écoulement d'eau sujette à décomposition.

EPONGES (lavage et séchage des). — Mauvaise odeur produite par les eaux qui s'en écoulent.

FAÏENCE (fabriques de). — Fumée au commencement de la tournée.

FEUTRE GOUDRONNÉ (fabrication de) propre au doublage des navires. — Mauvaise odeur et danger d'incendie.

FILATURE (ateliers de) de cocons, dans lesquels cette opération se fait en grand, c'est-à-dire qui contiennent au moins six tours. Les ateliers composés d'un nombre moindre de tours sont soumis à la seule surveillance de l'autorité municipale. — Odeur fétide produite par la décomposition des matières animales.

FONDERIES AU FOURNEAU à la Wilkinson. — Fumée et vapeurs nuisibles.

FONDEURS en grand au fourneau à réverbère. — Fumée dangereuse, surtout dans les fourneaux où l'on traite le plomb, le zinc, le cuivre, etc.

FORGES de grosses œuvres, c'est-à-dire celles où l'on fait usage de moyens mécaniques pour mouvoir soit les marteaux, soit les masses soumises au travail. — Beaucoup de fumée, crainte d'incendie, ébranlement.

FOUR à cuire les cailloux destinés à la fabrication des émaux. — Beaucoup de fumée.

GALONS (brûleries en grand des) et des tissus d'or et d'argent. — Mauvaise odeur.

GALVANISATION DU FER. — Emanations dangereuses.

GAZ (établissement d'éclairage par le), tant les usines où le gaz est fabriqué, que les dépôts où il est conservé, et en particulier les gazomètres. — Odeur désagréable, fumée, danger d'incendie et d'explosion.

GAZ (ateliers où l'on prépare les matières grasses propres à la production du). — Danger du feu.

Guano (dépôts de). — Odeurs ammoniacales.

Hareng (saurage du). — Mauvaise odeur.

Hongroyeurs. — Mauvaise odeur.

Huile (extraction d') et autres corps gras contenus dans les eaux savonneuses des fabriques.

Huile de térébenthine (dépôts d') et autres huiles essentielles — Danger du feu d'autant plus grand que l'huile peut se volatiliser dans les magasins, et que l'approche d'une lumière détermine l'inflammation. Ces dépôts doivent être isolés de toute habitation.

Huiles de schiste et de goudron (dépôts des). *Voyez* Pétrole.)

Huiles (épuration des), au moyen de l'acide sulfurique. — Danger du feu et mauvaise odeur produite par les eaux d'épuration.

Lard (ateliers à enfumer le). — Odeur et fumée.

Lavoirs des blanchisseuses de profession, quand ils n'ont pas un écoulement constant de leurs eaux. — Odeurs désagréables et insalubres. (*Voyez à la troisième classe.*)

Liqueurs (fabrication des). — Danger du feu.

Maroquiniers. — Mauvaise odeur.

Mégissiers. — Mauvaise odeur, emploi de substances dangereuses, envoi dans les cours d'eau de composés arsenicaux.

Moulins à broyer le plâtre, la chaux et les cailloux. — Ce travail étant fait par la voie sèche, a des inconvénients graves pour la santé des ouvriers, et même un peu pour le voisinage.

Moulins a farine dans les villes. — Bruit et poussière.

Noir de fumée (fabrication du). — Danger du feu.

Noir d'ivoire (fabrication du) et du noir d'os, lorsqu'on brûle la fumée. — Odeur toujours sensible, même avec des appareils bien construits. (*Voyez à la première classe*)

Noir minéral (carbonisation et préparation de schistes bitumeux pour fabriquer le). — Mauvaise odeur.

Orseille (fabrication de l'), à vases clos, en n'employant que de l'ammoniaque ou des sels alcalins, à l'exclusion formelle de l'urine — Odeur désagréable.

Os (blanchiment des) pour les éventaillistes et les boutonniers. — Très peu d'inconvénients, le blanchiment se faisant par la vapeur et par la rosée.

Os (calcination d') d'animaux lorsque la fumée est brûlée. — Odeur toujours sensible, même avec des appareils bien construits. (*Voyez à la première classe.*)

Oxyde de zinc. — Grande fumée, poussière.

Papier (fabriques de). — Danger du feu, écoulement d'eaux sales.

Parcheminiers. — Un peu d'odeur désagréable.

Peaux de lièvre et de lapin (secrétage des). — Emanations fort désagréables.

Peaux fraiches. — Odeur désagréable et insalubre.

Peignage (ateliers pour le) en grand des chanvres et des lins dans les villes. — Inconvénients produits par la poussière et danger d'incendie.

Pétrole (dépôts de), huiles de schiste, essences et autres hydrocarbures pour l'éclairage, le chauffage, la fabrication des couleurs et vernis, le dégraissage des étoffes, ou pour tout autre emploi, quand ces substances appartiennent à la 1re catégorie et que leur quantité varie de 150 à 1050 litres; ou bien quand elles appartiennent à la 2e catégorie, et que la quantité emmagasinée varie de 1050 à 10500 litres. *(Voyez à la première classe.)* Danger d'incendie. — Décret impérial du 18 avril 1866.

Phosphore (fabriques de). — Danger d'incendie. Les ouvriers ont aussi à respirer des gaz acides et des vapeurs de phosphore.

Pipes a fumer (fabrication des). — Fumée, comme dans les petites fabriques de faïence.

Platre (fours à) permanents. — Fumée considérable, bruit et poussière. *(Voyez à la troisième classe.)*

Plomb (fonte du) et laminage de ce métal. — Très peu d'inconvénients.

Poeles et fourneaux (fabrication des) en faïence et en terre cuite. — Fumée dans le commencement de la fournée.

Porcelaine (fabrication de la) — Fumée dans le commencement du petit feu et danger d'incendie.

Potiers de terre. — Fumée au petit feu.

Rogues (dépôts de salaisons liquides connues sous le nom de). — Odeur désagréable.

Rouge de Prusse (fabriques de) en vases clos. — Un peu d'odeur nuisible et un peu de fumée. *(Voyez à la première classe.)*

Salaison (ateliers pour la) et le saurage des poissons. — Odeur très désagréable.

Salaisons (dépôts de). — Odeur désagréable.

Sardines (fabriques de) situées dans les villes. — Odeur désagréable.

Schistes bitumineux (carbonisation et préparation des) pour la fabrication du noir animal. — Mauvaise odeur.

Sècheries de morues. — Odeur très désagréable, eaux putrescibles.

Secrétage des peaux ou poils de lièvre ou de lapin. — Emanations fort désagréables.

Sel d'étain (fabrication du) ou chlorure d'étain. — Odeur très désagréable.

Soufre (fusion du) pour le couler en canon et épuration de cette même matière par fusion ou décantation. — Grand danger du feu et odeur très désagréable. *(Voyez à la première classe.)*

Sucre (fabriques et raffineries de). — Fumée, buée et mauvaise odeur ; eau de condensation.

Suif en branches (fonderies de), soit à l'aide des acides et des alcalis, soit au bain marie ou à la vapeur. — Quelque danger du feu, odeur désagréable. *(Voyez à la première classe.)*

Sulfates de fer et de zinc (fabrication des), lorsqu'on forme ces sels de toutes pièces avec l'acide sulfurique et les substances métalliques. — Un peu d'odeur désagréable.

Sulfate de soude (fabrication du) à vases clos. — Un peu d'odeur et de fumée.

Sulfures métalliques (grillage des) dans des appareils propres à utiliser l'acide sulfureux qui se dégage. — Un peu d'odeur désagréable.

Tabac (fabriques de). — Odeur très désagréable.

Tabatières de carton (fabrication des). — Un peu d'odeur désagréable et danger du feu.

Tanneries. — Mauvaise odeur.

Tapis (ateliers où le battage des) est exercé en grand et d'une manière permanente. — Inconvénients pour la commodité et la salubrité du voisinage.

Teintureries. — Buées et odeur désagréable quand les soufroirs sont mal construits ; écoulement des eaux.

Tissus d'or et d'argent (brûleries en grand des). — Mauvaise odeur.

Toiles (blanchiment des) par le chlore. — Odeur désagréable.

Tôle vernie. — Mauvaise odeur et danger du feu.

Tourbe (carbonisation de la) en vases clos. — Odeur désagréable.

Tuileries. — Fumée épaisse pendant le petit feu.

Vernis (fabriques de) à l'esprit de vin. — Danger d'incendie.

Zinc (usines à laminer le); l'instruction des demandes en établissement d'usines à fondre le zinc ou le minerai de zinc est régie par la loi du 21 avril 1810 sur les mines. — Danger du feu et vapeurs nuisibles.

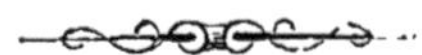

ÉTABLISSEMENTS DE 3ᵉ CLASSE.

Les établissements placés dans la troisième classe sont ceux qui peuvent rester sans inconvénients auprès des habitations, mais qui doivent cependant être soumis à la surveillance de l'administration.

Acétate de plomb (fabrication de l') ou sel de saturne. — Quelques inconvénients, mais seulement pour la santé des ouvriers.

Acide acétique (fabrication de l'). — Peu d'inconvénients, danger du feu, écoulement des eaux.

Acide tartrique (fabrication de l') — Un peu de mauvaise odeur.

Alcali caustique (préparation de l') en dissolution. — Très peu d'inconvénients.

Alun (fabriques d'); extraction des sulfates de fer et d'alumine des matériaux qui les contiennent tout formés, et transformation du sulfate d'alumine en alun. — Odeur, fumée, buées.

Ammoniaque (fabrication en grand de l') ou alcali volatil, au moyen de sels ammoniacaux. — Odeur désagréable.

Ardoises artificielles (fabriques d') et de mastics de différents genres. — Odeur désagréable, danger du feu.

Baleine (travail des fanons de). — Abondantes vapeurs d'une odeur fade et tenace ; putréfaction des eaux quand on n'a pas soin de les jeter immédiatement.

Batteurs d'or et d'argent. — Bruit.

Blanchiment des toiles et des fils de chanvre, de lin ou de coton par les chlorures alcalins. — Emanations désagréables, écoulement d'eaux alcalines ou acidulées, impropres à l'alimentation des bestiaux ; résidus de chlorure de chaux. *(Voyez à la deuxième classe.)*

Blanc d'Espagne (fabriques de). — Très peu d'inconvénients.

Bois dorés (brûleries de). — Très peu d'inconvénients, l'opération se faisant tout à fait en petit.

Borax (raffinage du) ; fabriques de borax artificiel. — Très peu d'inconvénients.

Bougies (fabriques de) de blanc de baleine. — Quelque danger d'incendie.

Boutons métalliques (fabrication des). — Bruit; inconvénients des vapeurs mercurielles pour les ouvriers lorsque la dorure se fait au moyen du mercure.

Brasseries. — Fumée épaisse quand les fourneaux sont mal construits, et un peu d'odeur; écoulement des eaux.

Briquets (fabriques de) phosphoriques. — Danger d'incendie.

Buanderies. — Inconvénients graves par la décomposition des eaux de savon quand elles n'ont pas d'écoulement.

Les buanderies des blanchisseurs de profession et les lavoirs qui en dépendent rentrent dans cette classe quand ils ont un écoulement constant de leurs eaux. — Buée, décomposition des eaux de savon. *(Voyez à la deuxième classe.)*

Camphre (préparation et raffinage du). — Odeur forte et quelque danger d'incendie.

Caractères d'imprimeries (fonderies de). — Très peu d'inconvénients.

Caramel (fabriques de) en grand. — Danger du feu, odeur désagréable.

Cendres (laveurs de). — Très peu d'inconvénients.

Cendres bleues (fabrication des) et autres précipités de cuivre. — Aucun inconvénient si ce n'est celui de l'écoulement au dehors des eaux de lavage.

Chantiers de bois a bruler dans les villes. — Danger du feu nécessitant la surveillance de la police.

Charbon de bois (dépôts de) dans les villes. — Danger d'incendie, surtout quand les charbons ont été préparés en vases clos, attendu qu'ils peuvent prendre feu spontanément.

Chaux (fours à) ne travaillant pas plus d'un mois par année. — Grande fumée.

Chicorée (fabriques de), café-chicorée. — Très peu d'inconvénients.

Chromate de plomb (fabriques de). — Très peu d'inconvénients.

CIRIERS. — Danger du feu.

COLLE (fabriques de) de parchemin et d'amidon. — Très peu d'inconvénients.

CORNE (travail de la) pour la réduire en feuilles. — Un peu de mauvaise odeur.

CRISTAUX DE SOUDE (fabrication des), sous-carbonate de soude cristallisé. — Très peu d'inconvénients.

CUISSON DES TÊTES D'ANIMAUX dans des chaudières établies sur un fourneau de construction, quand cette opération n'est pas accompagnée de la fonte du suif — Fumée, légère odeur.

DÉGRAISSEURS. — Très peu d'inconvénients.

DOREURS SUR MÉTAUX. — Inconvénients pour la santé des ouvriers, maladie des doreurs, tremblement.

EAU SECONDE (fabrication de l') des peintres en bâtiments, alcali caustique en dissolution. — Très peu d'inconvénients.

ÉCHAUDOIRS, dans lesquels on traite les têtes et pieds d'animaux, afin d'en séparer le poil — Fumée et légère odeur.

ENCRE A ÉCRIRE (fabriques d') — Très peu d'inconvénients.

ENGRAISSAGE DES OIES (établissement en grand pour l'). — Mauvaise odeur et incommodité.

ESSAYEURS. — Très peu d'inconvénients.

ETAIN (fabrication des feuilles d'). — Très peu d'inconvénients, l'opération se faisant au laminoir.

FÉCULES DE POMMES DE TERRE (fabriques de). — Mauvaise odeur provenant des eaux de lavage quand elles sont gardées.

Fer-blanc (fabriques de). — Très peu d'inconvénients.

Fondeurs au creuset. — Un peu de fumée.

Fromages (dépôts de). — Odeur très désagréable.

Gaz (petits appareils domestiques pour fabriquer le) d'éclairage, quand ces appareils fournissent au plus dix mètres cubes en douze heures, et sont destinés à alimenter au plus dix-huit becs d'éclairage. Cet article comprend également les gazomètres qui en dépendent, et dont la capacité est de sept mètres cubes au plus. — Odeur, danger d'explosion et d'incendie.

Gazomètres, non attenant à des appareils producteurs, et dont la capacité excède dix mètres cubes. Ceux d'une capacité moindre peuvent être établis après déclaration à l'autorité municipale. — Odeur, danger d'explosion et d'incendie.

Gélatine (fabrication de la), extraite des os par le moyen des acides et de l'ébullition. — Odeur assez désagréable quand les matières ne sont pas fraîches.

Glaces (étamage de). — Inconvénients pour les ouvriers qui sont sujets au tremblement.

Grillage (ateliers pour le) des tissus de coton par le gaz. — La surveillance de la police locale établie par l'ordonnance du 20 août 1824 pour les ateliers d'éclairage par le gaz est applicable aux ateliers pour le grillage. — Peu d'inconvénients, l'opération se faisant en petit.

Laques (fabrication des). — Très peu d'inconvénients.

Lavoirs a laine (établissement des). — Ils doivent être placés sur les rivières et ruisseaux au-dessous des villes et des villages.

Lavoirs des blanchisseurs de profession quand ils ont un écoulement constant de leurs eaux. — Odeurs désagréables et insalubres. *(Voyez à la deuxième classe.)*

Lustrage des peaux. — Très peu d'inconvénients.

Moulins a huile. — Un peu d'odeur, quelque danger du feu, bruit et ébranlement.

Ocre jaune (calcination de l') pour le convertir en ocre rouge. — Un peu de fumée.

Papiers peints (fabriques de) et de papiers marbrés. — Danger du feu et emploi de substances vénéneuses.

Plomb de chasse (fabrication du). — Très peu d'inconvénients.

Plombiers et fontainiers. — Très peu d'inconvénients.

Potasse (fabriques de). — Très peu d'inconvénients lorsqu'il ne s'agit que de lessiver les cendres.

Potiers d'étain. — Très peu d'inconvénients.

Sabots (ateliers à enfumer les). — Fumée.

Salpêtre (fabrication et raffinage du). — Fumée et danger du feu.

Savonneries. — Buées, fumée et odeur désagréable.

Sel (raffineries de). — Très peu d'inconvénients.

Sel de soude sec (fabrication de), sous-carbonate de soude sec. — Très peu de fumée.

Sirop de fécules de pommes de terre (préparation du). — Nécessité d'écouler les eaux.

Soude (fabrication de la) ou décomposition du sulfate de soude. — Fumée.

Sulfate de cuivre (fabrication du) au moyen de l'acide sulfurique et de l'oxyde de cuivre, ou du carbonate de cuivre. — Très peu d'inconvénients.

Sulfate de potasse (raffinage du). — Très peu d'inconvénients.

Tartre (raffinage du). — Très peu d'inconvénients.

Teinturiers. — Très peu d'inconvénients, buées et odeurs, écoulement des eaux.

Toiles peintes (ateliers de). — Mauvaise odeur et danger du feu.

Tréfileries — Bruit, danger du feu.

Tueries dans les communes dont la population est au-dessous de 10,000 habitants. — Danger de voir les animaux s'échapper ; mauvaise odeur.

Vacheries dans les villes dont la population excède cinq mille habitants. — Mauvaise odeur, nitrification des murs.

Verdet (fabrication du) et du vert-de-gris. — Très peu d'inconvénients.

Viandes (salaison et préparation des). — Légère odeur.

Vinaigre (fabrication du). — Très peu d'inconvénients.

Les listes qui précèdent nous montrent que le même établissement peut appartenir à la première classe ou à la seconde, suivant que les méthodes qui y sont appliquées sont plus ou moins perfectionnées. Nous y voyons également que certains établissements de deuxième classe doivent être rangés dans la troisième, s'ils sont placés dans des conditions favorables qui atténuent les inconvénients qu'ils présentent dans les circonstances ordinaires.

L'examen attentif de cette nomenclature nous y fait reconnaître dans la troisième classe et même dans la deuxième un grand nombre d'établissements dont l'existence et le fonctionnement n'offrent, dans la plupart des cas, presque aucun inconvénient. Aussi dans beaucoup de localités ne sont-ils soumis à aucune formalité et à aucune surveillance, malgré leur classification officielle.

On comprend cependant que le développement plus grand donné à certaines industries qui s'exercent le plus souvent en petit seulement, ou bien le manque de soins et l'incurie des personnes chargées de leur direction, modifieraient promptement leur caractère. L'attention de l'autorité doit donc être éveillée sur ces établissements, afin qu'ils ne puissent sortir des limites qui assurent leur innocuité.

L'administration supérieure a dû classer toutes les industries dont l'exercice peut présenter des inconvénients au point de vue de la sûreté et de la salubrité; en établissant des règlements destinés à prévenir ces inconvénients, elle a rempli son devoir envers la société et les particuliers. C'est aux autorités locales, aux industriels eux-mêmes à faire le reste, en répondant par une application intelligente des règlements aux vues de l'administration.

Nous devons également faire remarquer que le classement

de certaines industries est uniquement fondé sur les dangers que présentent ces industries pour la santé des ouvriers qu'elles emploient ; et ici se révèle, d'une manière très nette, l'un des buts que l'on s'est proposé d'atteindre par les dispositions du décret de 1810.

On peut dire que les règlements appliqués depuis cette époque, loin de nuire aux progrès de l'industrie, les ont au contraire favorisés et souvent provoqués. Ce qui le prouve, c'est que là où l'industrie est le plus développée, nous trouvons aussi ces règlements appliqués avec plus de sévérité, et en même temps avec plus d'intelligence de l'esprit qui les a dictés.

Autrefois la formation des établissements dangereux et insalubres n'était soumise à aucune règle fixe. Il en résultait que les propriétaires de ces établissements se trouvaient exposés aux tracasseries que suscitait trop souvent la malveillance, la mauvaise volonté ou l'envie des voisins, et la clôture des ateliers était quelquefois ordonnée sans motif sérieux et par des considérations d'intérêt tout à fait privé.

Aujourd'hui, les dispositions du décret de 1810 donnent aux industriels des garanties qui assurent leur existence et en même temps sauvegardent, d'une manière complète, la salubrité publique et les intérêts des particuliers. Il ne faut donc pas s'étonner des immenses services que son application a rendus, surtout dans les villes, à la société tout entière, et spécialement à l'industrie.

Une application intelligente des mesures que nous venons de faire connaître doit avoir certainement pour résultat d'amener la création et d'augmenter promptement la liste d'une nouvelle classe d'établissements dans laquelle entreront un grand nombre de ceux que nous avons cités.

Dans cette quatrième classe seraient compris les établissements qui peuvent être formés sans autorisation préalable, mais dont l'existence doit être connue, et qui ont certaines prescriptions à remplir, toujours dans le but de sauvegarder l'hygiène et la salubrité publiques.

Le décret impérial du 18 avril 1866, portant règlement pour l'exploitation des dépôts et magasins d'huiles minérales nous donne un exemple de cette nature d'établissements.

Les usines dans lesquelles on fabrique ces produits, ainsi que les magasins où ils sont déposés, sont placés dans la première ou la deuxième classe, suivant le degré d'inflammabilité des produits et aussi d'après la quantité emmagasinée.

Mais le décret a également prévu le cas où les dépôts resteraient dans des limites de nature à diminuer considérablement les chances d'accident, et l'autorité supérieure n'a pas voulu entraver par des formalités inutiles la formation et les déplacements de ces magasins.

Ainsi, pour les huiles minérales très inflammables, c'est-à-dire qui émettent, à une température au-dessous de 35 degrés, des vapeurs susceptibles de prendre feu au contact d'une allumette enflammée, les dépôts de vente au détail peuvent être établis sans autorisation préalable, si la quantité réunie dans ces dépôts ne doit pas excéder 150 litres.

Il en est de même pour les dépôts d'huiles moins inflammables et ne pouvant émettre qu'à 35 degrés et au-dessus des vapeurs susceptibles de s'enflammer au contact d'une bougie allumée, quand ces dépôts ne doivent pas contenir plus de 1050 litres.

Toutefois les personnes qui désirent établir ces dépôts sont tenues d'adresser au préfet une déclaration indiquant la désignation précise du local, la quantité à laquelle ils entendent limiter leur approvisionnement, et de se conformer à une série de mesures que le décret fait connaître avec détails.

Nous les rapporterons ici, car plusieurs d'entre elles trouvent leur application dans un grand nombre d'autres industries.

« 1° Le local du dépôt ne pourra être qu'une pièce au rez-de-chaussée ou une cave ; il sera dallé en pierres posées et rejointoyées en mortier de chaux et sable ou ciment ;

» 2° Les portes de communication avec les autres parties de la maison et avec la voie publique seront garnies de seuils en pierre, saillant d'un décimètre au moins sur le sol dallé, de manière à retenir les liquides qui viendraient à se répandre ;

» 3° Si le dépôt est établi dans une cave, celle-ci devra être bien éclairée par la lumière du jour, convenablement ventilée et sans aucune communication avec les caves voisines, dont elle sera séparée par des murs pleins en maçonnerie solide et de 30 centimètres d'épaisseur au moins ;

» 4° Si le local du dépôt est au rez-de-chaussée, il ne pourra être surmonté d'étages ; il sera largement ventilé et éclairé par la lumière du jour. Ses murs seront en bonne maçonnerie et la toiture sera sur supports en fer ;

» 5° Dans tous les cas, le local sera d'un accès facile et ne devra être en communication avec aucune pièce servant à l'emmagasinage du bois ou autres matières combustibles qui pourraient servir d'aliments à un incendie ;

» 6° Les liquides seront conservés, soit dans des vases en métal munis d'un couvercle, soit dans des fûts solides et parfaitement étanches, cerclés en fer, dont la capacité ne dépassera pas cent cinquante litres, soit dans des touries en verre ou en grès, revêtues d'une enveloppe en tresses de paille, osier ou autres matières de nature à mettre le vase à l'abri de la casse par le choc accidentel d'un corps dur ; la capacité de ces touries ne dépassera pas soixante litres, et elles seront très soigneusement bouchées ;

» 7º Les vases servant au débit courant seront fermés et munis de robinets ;

» 8º Le transvasement ou dépotage des liquides en approvisionnement ne se fera qu'à la clarté du jour, et autant que possible au moyen d'une pompe ;

» 9º Dans la soirée, le local sera éclairé par une ou plusieurs lanternes fixées aux murs, en des points éloignés des vases contenant les liquides inflammables, et particulièrement de ceux qui serviront au débit courant ;

» 10º Il est interdit d'y allumer du feu, d'y fumer, d'y garder des fûts vides, des planches ou toutes autres matières combustibles ;

» 11º Une quantité de sable ou de terre proportionnée à l'importance du dépôt sera conservée dans le local pour servir à éteindre un commencement d'incendie, s'il venait à se déclarer ;

» 12º Le propriétaire du dépôt devra toujours avoir à sa disposition une ou plusieurs lampes de sûreté garnies et en bon état, dont on se servirait au besoin pour visiter les parties du local que les lanternes fixées au mur n'éclaireraient pas suffisamment. Il est expressément interdit de circuler dans le local avec des lumières portatives découvertes qui ne seraient pas de sûreté et pourraient communiquer le feu à un mélange d'air et de vapeurs inflammables. »

Telles sont les mesures de précaution que sont tenus de prendre les propriétaires de dépôts dont l'approvisionnement doit varier de 5 litres à 150 litres pour la première catégorie d'huiles, et de 60 litres à 1050 pour la seconde.

De plus, l'approvisionnement des marchands en détail est limité à 5 litres pour les huiles très inflammables, et à 60 pour les huiles moins inflammables, et ceux-là devront remplir toutes les mesures qui leur seront dans chaque cas indiquées et prescrites par l'autorité municipale.

Les dépôts qui ne satisferaient pas aux conditions prescrites ou qui cesseraient d'y satisfaire, seront fermés sur l'injonction de l'autorité administrative, sans préjudice des peines encourues pour contravention aux règlements de police.

Plusieurs autres fabriques ou dépôts se trouvent dans le même cas que les précédents ; nous citerons notamment les gazomètres ou réservoirs à gaz non attenant à des appareils producteurs, et dont la capacité est inférieure à dix mètres cubes ; il suffit, pour les établir, d'en faire la déclaration à l'autorité municipale.

Si les décrets et ordonnances qui se sont succédé depuis 1810, ont classé toutes les industries qui ont été signalées, on n'a pu prévoir l'avenir, ni désigner les nouvelles préparations que le développement de la science fait éclore chaque jour. Aussi arrive-t-il fréquemment que l'administration est appelée à se prononcer sur la formation d'établissements non classés. La marche à suivre dans ce cas est nettement tracée par les instructions ministérielles.

Lorsqu'un établissement nouveau paraît de nature à être compris dans la première classe, les préfets doivent en référer au ministre de l'agriculture, du commerce et des travaux publics, sans en déterminer le classement même provisoire. Ils peuvent seulement, au besoin, suspendre la formation ou l'exploitation de l'usine.

Si les établissements non classés paraissent devoir rester dans la deuxième et la troisième classe, les préfets peuvent en permettre provisoirement la formation, en portant immédiatement cette décision à la connaissance du ministre. Seulement on comprendra facilement qu'il convient de n'user de cette faculté que dans les cas urgents, et qu'il est préférable de faire d'abord régler définitivement par un décret la question de classement avant de laisser ouvrir une usine, même à titre provisoire.

En agissant ainsi, on évitera d'avoir à revenir sur la décision prise, si le classement primitif n'est pas maintenu, et on aura l'avantage d'avoir une appréciation uniforme dans tous les départements pour le classement des industries nouvelles.

CHAPITRE III.

Marche à suivre pour les demandes d'autorisation.

Examinons maintenant la marche généralement suivie pour la mise en pratique des prescriptions contenues dans les décrets et ordonnances que nous avons précédemment rapportés.

L'industriel qui désire fonder un établissement rentrant dans la première classe des établissements dangereux ou insalubres, doit adresser une demande d'autorisation au préfet du département.

Cette demande, faite sur papier timbré, est accompagnée de deux plans, dont l'un fait connaître la situation de l'usine par rapport aux propriétés voisines, et l'autre indique les dispositions intérieures de l'établissement.

La demande, après avoir été renvoyée, s'il y a lieu, au sous-préfet de l'arrondissement, est ensuite, par les soins des maires, affichée dans toutes les communes dont le territoire est compris dans un rayon de cinq kilomètres autour de l'établissement projeté.

Cet affichage est suivi d'une enquête *de commodo et incom. modo*, dont la durée est fixée à un mois. Dans cette enquête, *tous les voisins de l'établissement projeté doivent être entendus*, et après sa clôture, chaque maire dresse un procès-verbal contenant les observations et réclamations faites, ainsi que son avis personnel. Les mémoires qui pourraient être adressés à l'occasion de l'enquête, doivent être joints au procès-verbal.

Après la réception des pièces qui résultent de ces opérations, le sous-préfet consulte le conseil d'hygiène et de salubrité de l'arrondissement, et renvoie le dossier au préfet avec ses observations.

Le préfet consulte alors le conseil central de salubrité du département; s'il y a eu des oppositions formées, il les soumet au conseil de préfecture et, après avoir reçu l'avis de ces deux conseils, il prend un arrêté d'autorisation ou de refus.

L'avis donné par le conseil de préfecture, dans cette circonstance, ne l'empêche pas de conserver sa juridiction pour le cas où les opposants croiraient devoir y recourir, après la décision d'autorisation, comme nous allons l'expliquer tout à l'heure.

Nous ajouterons que les instructions ministérielles enjoignent seulement aux préfets de consulter le conseil d'hygiène et de salubrité de l'arrondissement dans lequel se trouve l'établissement projeté. Mais dans plusieurs départements, et surtout dans ceux où l'industrie a pris le plus de développement, le Conseil central établi au chef-lieu, est toujours consulté, lorsqu'il s'agit des demandes sur lesquelles le préfet doit statuer ; cette disposition présente un grand avantage, parce qu'elle établit plus d'uniformité dans les mesures prises relativement à une même industrie dans un département.

S'il s'agit de la formation d'un établissement de seconde classe, une demande avec plans, comme dans le cas précédent, doit être adressée au préfet ou au sous-préfet.

Cette demande est renvoyée au maire de la commune où est situé l'établissement, et ce magistrat procède à une enquête *de commodo et incommodo*. Après cette enquête dont la durée est en général de quinze à vingt jours, le maire en transmet le procès-verbal accompagné de son avis au sous-préfet qui consulte le conseil de salubrité de l'arrondissement et donne également son avis.

Enfin le préfet statue après avoir consulté le conseil central de salubrité du département, et sur ce dernier point, nous pouvons reproduire l'observation que nous avons faite à propos des établissements de première classe.

Pour les établissements de troisième classe, la demande, également faite sur papier timbré et avec plans, est adressée au sous-préfet qui statue après avoir pris l'avis du maire de la commune où est placé l'établissement, et celui du conseil de salubrité de l'arrondissement.

Dans ce cas, les maires, surtout dans les villes, procèdent préalablement à une enquête *de commodo et incommodo*, dont la durée est de dix à quinze jours.

Lorsque l'autorisation sollicitée est accordée, l'arrêté d'autorisation fait connaître quelles sont les conditions imposées à l'industriel, soit pour la disposition de ses constructions, soit pour la marche des opérations et l'emploi ou l'enlèvement des résidus. Ces conditions ont pour but de diminuer ou de faire disparaître les inconvénients et les dangers que pourrait présenter l'exercice de l'industrie autorisée par cet arrêté.

La décision prise par le préfet ou par le sous-préfet est notifiée à la partie intéressée, par le maire de la commune où est situé l'établissement Ce maire reste chargé de veiller à l'exécution des conditions imposées par l'arrêté d'autorisation.

Il nous paraît très utile que les arrêtés pris dans ces circonstances, c'est-à-dire à la suite d'enquêtes publiques, soient livrés à la publicité par la voie des journaux ou des affiches.

La notification aux chefs d'établissements, par l'intermédiaire des maires, ne suffit pas; il faut que toutes les parties qui ont été consultées soient informées des mesures prescrites dans le but de faire disparaître les inconvénients qui ont été signalés, s'ils existent réellement, et de sauvegarder tous les intérêts engagés dans la question. Nous aurons du reste à revenir sur ce point.

CHAPITRE IV.

Des recours possibles contre les décisions relatives à l'autorisation des établissements industriels.

Les mesures administratives prises en matière d'autorisation des établissements classés comme dangereux, insalubres ou incommodes, peuvent donner lieu à deux sortes·de recours.

Examinons d'abord la marche à suivre lorsqu'il s'agit des

établissements de première et de deuxième classe, dont l'autorisation est accordée par les préfets seulement.

S'il y a eu autorisation, les opposants peuvent se pourvoir contre cette décision; s'il y a eu refus, l'industriel est également admis à former un recours contre le refus d'autorisation.

Dans ce dernier cas, la réclamation des industriels doit être adressée directement à la commission du contentieux du conseil d'état, par le ministère d'un avocat près de ce conseil. Leur appel au conseil de préfecture n'est pas recevable.

Dans le premier cas, c'est-à-dire s'il y a eu autorisation de l'établissement projeté, tous ceux qui croient avoir à se plaindre de cette autorisation, qu'ils aient ou non figuré dans l'enquête, que leur opposition ait été produite dans le cours de l'instruction qui a précédé l'arrêté du préfet, ou qu'elle soit formulée pour la première fois après cet arrêté, sont indistinctement reçus à former opposition devant le conseil de préfecture.

L'avis que le conseil de préfecture peut avoir émis dans le cours de l'instruction, et avant l'arrêté, ne l'empêche pas de recevoir les plaintes formulées par les opposants, et de statuer sur ces plaintes.

Si la décision du conseil de préfecture n'est pas acceptée par les opposants, ceux-ci peuvent alors en appeler au conseil d'état.

Ces dispositions sur le recours devant le conseil de préfecture, ressortent de l'article 7 du décret de 1810, relatif à l'autorisation des établissements de deuxième classe. Elles doivent être également appliquées maintenant aux établissements de première classe, puisque le décret du 25 mars 1852, en conférant aux préfets le droit d'autoriser ces sortes d'établissements, a décidé que les autorisations seraient accordées avec les recours existants pour les établissements de deuxième classe.

Il est bien évident que, dans le cas où un industriel dont l'autorisation est refusée en appelle au conseil d'état, les opposants ont le droit d'intervenir pour exposer leurs motifs et soutenir leurs intérêts.

Pour les établissements de troisième classe, la marche à suivre est fixée par l'art. 8 du décret de 1810.

D'après cet article, s'il s'élève des réclamations contre la décision prise en matière d'autorisation d'un établissement de troisième classe, elles seront jugées en conseil de préfecture.

On voit que, dans ce cas, il n'est établi aucune distinction entre les réclamations qui peuvent être produites par les opposants, s'il y a eu autorisation, et celles de l'industriel lui-même, si l'autorisation qu'il demandait a été refusée; toutes les réclamations indistinctement doivent être portées devant le conseil de préfecture.

Nous n'avons trouvé, dans les décrets et ordonnances sur le sujet qui nous occupe, aucune disposition fixant le délai pendant lequel le recours des opposants devant le conseil de préfecture, peut avoir lieu après l'arrêté d'autorisation, quelle que soit la classe de l'établissement autorisé.

Cette circonstance peut entraîner de grandes difficultés, car il semble en résulter que les opposants peuvent adresser leurs réclamations à ce conseil, quel que soit le temps qui se soit écoulé depuis l'arrêté d'autorisation. Nous nous contenterons de signaler ici cette lacune de la législation, et nous reviendrons sur ce point lorsque nous nous occuperons de la surveillance des établissements autorisés.

CHAPITRE V.

Rapports entre les établissements classés et les autorités municipales.

Le décret du 15 octobre 1810, en réglementant la formation des établissements dangereux et insalubres, a déterminé sous tous les points de vue la juridiction de laquelle relèvent ces établissements.

Une des conséquences de ces dispositions, c'est qu'ils échappent complètement à l'action de la police municipale; les prescriptions qui les concernent doivent toujours émaner de l'administration départementale.

L'art. 8 du décret de 1810 avait laissé un doute sur ce point en ce qui concerne les établissements de troisième classe, dont la formation pouvait être autorisée par les maires, tandis que, d'après l'art. 2 du même décret, le droit d'autorisation pour ces établissements était réservé aux sous-préfets. L'ordonnance royale de 1815 a fait disparaître cette contradiction, en décidant que les sous-préfets seuls pourraient autoriser ces sortes d'établissements, après avoir pris l'avis des maires.

Il en résulte qu'en matière d'établissements dangereux, insalubres ou incommodes, le rôle des maires se borne, avant l'autorisation, à procéder aux enquêtes prescrites par la loi, et à donner leur avis sur la demande elle-même, sur les oppositions des voisins et sur les conditions qu'il convient d'imposer à ces établissements, pour sauvegarder les intérêts privés ou la santé publique.

Après l'autorisation, les maires doivent veiller à l'exécution des mesures prises par l'autorité préfectorale ; mais ils peuvent, comme tous les intéressés, former opposition devant le conseil de préfecture et le conseil d'État, si leur avis n'a pas été suivi, et si les intérêts de leur commune se trouvent lésés par l'autorisation accordée.

Cependant, malgré la prévoyance des lois et des règlements, il est arrivé souvent que des difficultés se sont élevées par suite de leur fausse interprétation, et du défaut d'application des mesures qu'ils prescrivent.

Pour prévenir de semblables difficultés, nous croyons devoir appeler l'attention sur quelques-uns des cas qui peuvent se produire, c'est le meilleur moyen d'éclairer les maires et les industriels sur ce qu'ils ont à faire dans les différentes circonstances qui peuvent se présenter.

Nous citerons d'abord à cet égard les considérants d'un arrêt de la cour de cassation en date du 1er juin 1855 ; ils règlent d'une manière très nette les rapports de l'autorité municipale et des préfets pour ce qui concerne la police des établissements classés. Voici ces considérants :

« Vu l'art. 1er du décret législatif du 15 octobre 1810, et les ordonnances réglementaires des 14 janvier 1815 et 27 janvier 1837 ;

» Vu les arrêtés du Préfet du Nord, des 25 février 1848 et 21 octobre 1854, relatifs aux précautions ordonnées par l'autorité administrative pour l'épuration et l'écoulement des eaux provenant de la fabrique de sucre et de la distillerie de jus de betteraves, autorisées au profit du sieur C. et établies dans la commune d'Illies ;

» Attendu que la poursuite dirigée contre C. avait pour motif le versement d'eaux sales et impures provenant de son usine dans un ruisseau traversant les communes d'Illies, de

Laventie, de Lorgie et de Neuve-Chapelle ; que l'inculpé a été déclaré convaincu d'avoir fait ce versement, et condamné pour ce fait à l'emprisonnement et à l'amende, comme prohibé par un arrêté municipal du 10 février 1848 ;

» Mais attendu, d'une part, que cet arrêté n'était applicable qu'aux habitants de la commune de Laventie, sur lesquels le maire avait seul compétence, et ne pouvait être étendu aux faits de C., qui est, ainsi que son usine, établi dans la commue d'Illies ;

» Attendu, d'une autre part, que, par les arrêtés précités de 1848 et de 1854, le Préfet du Nord avait expressément autorisé C. à verser les eaux de son usine, dont les résidus n'étaient pas consommés dans les bassins à ce prescrits, dans un canal communiquant de la propriété de cette usine au ruisseau d'Illies et se continuant dans le haut courant de Laventie et autres communes limitrophes, à la charge de se conformer à diverses précautions de police tendant à l'épuration de ces eaux, et s'était réservé d'en prescrire de nouvelles, s'il y avait lieu, dans l'intérêt de la santé et de la salubrité publiques ;

» Attendu que l'autorité municipale commet un excès de pouvoir et entreprend sur les attributions de l'autorité supérieure, en prenant des arrêtés sur les objets réglés par les préfets, relativement à la police des établissements classés par les lois précitées parmi les ateliers insalubres ; que par ces arrêtés elle porterait atteinte à l'existence et au régime de ces ateliers ; que l'autorité municipale doit veiller à l'exécution des mesures de police prises par l'administration supérieure, pour assurer la salubrité publique et dresser les procès-verbaux de contravention à ces mesures, ou s'adresser à cette administration pour solliciter de nouvelles mesures, dans le cas où celles prescrites seraient insuffisantes ;

» Attendu enfin que C. n'a pas été poursuivi pour infraction aux conditions de police établies par les arrêtés du Préfet pour la transmission des eaux de son usine;

» D'où il suit que le jugement attaqué, en confirmant la sentence du tribunal et en déclarant C. convaincu de contravention à l'arrêté municipal du 10 février 1848, a commis un excès de pouvoir, faussement appliqué les dispositions des lois du 3-14 décembre 1789, art. 50; du 16-24 août 1790, titre II, n° 5, § 3, et du 19-22 juillet 1791, titre Ier, art. 46, en même temps qu'*elle (sic)* a formellement violé l'art. 1er de la loi du 15 octobre 1810. »

Ainsi, lorsqu'un arrêté préfectoral est intervenu pour autoriser la formation d'un établissement et lui imposer certaines conditions, le maire de la commune où se trouve l'établissement doit veiller à son exécution. Ce dernier, pas plus que les maires des communes voisines, ne peut prendre d'arrêté contraire dans ses dispositions, aux termes de l'arrêté du préfet, ni faire poursuivre le propriétaire de l'établissement pour infraction à des arrêtés municipaux antérieurs, dans le cas, bien entendu, où l'industriel s'est conformé aux conditions prescrites par l'arrêté d'autorisation.

Par conséquent, si le maire ne s'est pas pourvu contre cet arrêté, c'est au préfet qu'il doit s'adresser pour en obtenir, s'il y a lieu, la modification.

Outre les cas semblables à celui qui fait l'objet de cet arrêt, il est d'autres circonstances que sa discussion jointe à l'étude du texte des lois et des instructions va nous permettre d'éclairer tout aussi facilement.

Il arrive souvent qu'après l'autorisation d'une usine, l'industriel éprouve le besoin d'apporter des changements dans son fonctionnement et, par suite, de modifier les conditions.

qui lui avaient été préalablement imposées par l'arrêté d'autorisation.

Quelles que soient les causes qui produisent la nécessité ou même seulement l'utilité de ces modifications, c'est le préfet seul, ou le sous-préfet, suivant la classe de l'établissement, qui est compétent pour recevoir les demandes faites à ce sujet et pour statuer après avoir rempli les formalités exigées par les règlements.

Si l'établissement est resté dans les conditions où il était lors de la première demande d'autorisation, l'examen des pièces relatives à l'enquête qui a eu lieu, et du rapport rédigé par le conseil d'hygiène et une nouvelle visite de l'usine faite par les soins de ce conseil, suffiront pour éclairer l'administration sur la demande de modification.

Mais, si au contraire l'établissement n'est pas resté dans les conditions que stipulaient les premières déclarations, si les modifications sollicitées sont la conséquence d'un développement considérable dans les opérations qui s'y pratiquent, ou même de l'addition d'opérations, et par conséquent d'industries nouvelles, il ne sera pas possible de procéder d'une manière aussi simple.

Dans ce cas, c'est une autorisation nouvelle qui devient nécessaire, et elle doit être accompagnée de toutes les formalités accomplies lors de la première demande.

Si la marche à suivre, dans le cas que nous supposons, est nettement tracée par les réflexions qui précèdent, ce n'est pas toujours ainsi que les choses se passent, et nous devons d'autant plus insister sur cette circonstance, qu'elle peut avoir pour les établissements industriels des conséquences fâcheuses.

Beaucoup de personnes pensent qu'une fois l'arrêté d'autorisation rendu, l'administration préfectorale n'a plus aucune action directe sur les établissements classés. D'après cette idée, lorsqu'un industriel veut apporter quelques modifications dans le régime de son usine, ou dans l'exécution des conditions qui lui ont été imposées, c'est au maire de la commune qu'il s'adresse pour en obtenir l'autorisation.

On comprend sans peine tous les dangers d'un pareil système, dont il serait difficile de soutenir un instant la légalité.

D'un autre côté, ces contrats passés entre les industriels et l'autorité municipale ne sont ordinairement accompagnés d'aucune enquête publique ; les conséquences des mesures prises sont très mal étudiées, le plus souvent elles ne sont pas du tout prévues, et c'est seulement lorsque les inconvénients se manifestent que l'on s'aperçoit des fautes ou des erreurs commises dans ces transactions.

L'arrêt de la cour de cassation que nous avons précédemment cité contient la justification de l'incompétence absolue des maires lorsqu'il s'agit de modifier le régime des établissements classés, ou d'accorder à ces établissements des autorisations contraires aux conditions qui leur ont été imposées.

« L'autorité municipale, dit cet arrêt, commet un excès » de pouvoir et entreprend sur les attributions de l'autorité » supérieure en prenant des arrêtés sur les objets réglés par » les préfets, relativement à la police des établissements clas- » sés parmi les ateliers insalubres. »

Ainsi, lorsqu'un industriel désire apporter quelques modifications dans le régime de son établissement, ou bien faire introduire des changements dans les conditions qui lui ont été imposées, c'est au préfet, et non au maire, qu'il doit s'adresser pour obtenir cette autorisation.

CHAPITRE VI

Obligations imposées aux industriels.

L'administration supérieure a rendu un grand service aux établissements industriels en les soumettant à des règles certaines dont l'accomplissement est, pour ces établissements, une garantie de stabilité ; en même temps elle a complètement sauvegardé les intérêts des particuliers et la salubrité publique. Mais pour que les mesures prescrites soient efficaces, et produisent le bien qu'on est en droit d'en attendre, il faut que les industriels s'y conforment avec soin et que les autorités locales veillent de leur côté à leur stricte exécution.

Nous devons donc examiner maintenant quels sont les devoirs des chefs d'établissements autorisés, et ensuite comment doit s'exercer la surveillance de la police locale.

L'étude que nous venons de faire éclaire suffisamment les industriels sur la manière dont ils doivent procéder pour obtenir l'autorisation de fonder un établissement réputé dangereux ou insalubre. Il en ressort très nettement que cette autorisation doit être demandée et obtenue avant le commencement des opérations et la construction de l'usine.

En ouvrant un établissement classé sans autorisation préalable, avant même d'avoir prévenu l'autorité et formulé une demande, les industriels s'exposent, non-seulement à voir leur établissement fermé, mais ils sont encore passibles de poursuites devant les tribunaux.

D'autres croient pouvoir, lorsqu'ils ont déposé leur demande, commencer les travaux et même faire fonctionner leur établissement avant d'avoir été autorisés. Cette manière de procéder, souvent justifiée par les lenteurs administratives, est très regrettable, car elle peut amener, dans certains cas, des abus et des difficultés sérieuses, et il serait bien préférable qu'on attendît toujours l'arrêté d'autorisation, afin de ne pas compromettre l'exécution des mesures que cet arrêté pourra prescrire.

Admettons maintenant que toutes les formalités exigées aient été remplies et que l'autorisation soit accordée, le point important pour l'avenir est que les conditions qu'elle impose soient rigoureusement accomplies.

Presque toujours, en remontant aux causes des difficultés et des procès qui surviennent entre les industriels et les propriétaires voisins, on les trouve dans l'accomplissement incomplet, souvent dans l'oubli total des mesures prescrites par l'arrêté d'autorisation.

Ces mesures ont non-seulement pour but de sauvegarder la salubrité publique et les intérêts des voisins, mais encore elles prémunissent l'établissement contre les inconvénients qu'entraîne l'exercice de sa propre industrie, elles protégent les ouvriers contre les dangers, et à tous ces points de vue le chef de tout établissement devrait considérer comme le premier de ses devoirs de les remplir avec une attention scrupuleuse.

Si nos industriels se montraient aussi sévères pour l'accomplissement de ces prescriptions, qu'ils le sont ordinairement lorsqu'il s'agit de remplir leurs autres engagements, on éviterait facilement la plupart des inconvénients que l'on signale chaque jour, comme étant la conséquence du développement de l'industrie, et qui sont le plus souvent produits, soit par un envahissement illégal, soit par la négligence ou le défaut de soins convenables.

Outre les conditions imposées par chaque arrêté, il y a certaines prescriptions générales qu'il ne faut également jamais perdre de vue.

L'arrêté d'autorisation d'un établissement définit la nature de l'industrie qui doit y être exercée, il détermine ordinairement les procédés qui seront employés, il peut même fixer la mesure dans laquelle les produits seront fabriqués.

Ces indications doivent être exécutées, et les limites fixées ne doivent pas être dépassées.

Si un industriel ne peut changer les procédés qu'il emploie, il lui est également interdit d'introduire, dans un établissement autorisé, d'autres industries, d'annexer à sa fabrication première d'autres fabrications plus ou moins similaires, lors même qu'il s'agirait d'ajouter des industries appartenant à la deuxième ou à la troisième classe, dans un établissement de première ou de deuxième classe

En un mot, un établissement autorisé doit, sous peine d'avoir besoin d'une nouvelle autorisation, rester ce qu'il était lors de la première demande.

Par conséquent, le défaut d'accomplissement de ces prescriptions générales, tout aussi bien que l'oubli des conditions particulières imposées par l'arrêté d'autorisation peut entraîner la déchéance de cette autorisation.

Le transport d'un établissement autorisé dans une autre commune, ou seulement le changement de local dans une même commune, exige également une nouvelle autorisation. Une fabrique peut même perdre son privilège si les travaux y sont suspendus pendant six mois.

Il résulte de tout cela que, dans son propre intérêt et pour assurer sa tranquillité, tout industriel autorisé ne doit négliger aucune des prescriptions qui lui sont imposées par les règlements. Si, au mépris de toute idée de convenance et de justice, et dans l'unique but de diminuer ses dépenses et d'augmenter ses bénéfices, il ne craint pas de se soustraire à l'accomplissement des mesures propres à assurer l'innocuité de son industrie, il n'aura pas à se plaindre le jour où l'autorité lui retirera la protection qu'elle lui avait accordée.

« Donnant un libre cours à ses utiles progrès, l'industrie
» moderne oublie trop souvent qu'elle doit respecter ses
» aînées, et qu'il est pour tous des droits imprescriptibles.

» Vicier au loin l'air que l'on respire, remplir l'atmosphère
» de vapeurs subtiles, odorantes, nuisibles ou corrosives ;
» troubler, infecter les eaux, y anéantir l'une des sources fé-
» condes de l'alimentation humaine, la pisciculture, ce sont
» là des griefs de tous les jours, des envahissements que l'on
» a tolérés d'abord, dans leur isolement, mais que la tolé-
» rance même encourage outre mesure, et qu'il importe de
» réprimer avec d'autant plus d'énergie qu'il y a plus d'inté-
» rêts opposés engagés dans la question. »

Ces paroles extraites du rapport sur les travaux du conseil central de salubrité du Nord, en 1853, peignent parfaitement les effets qui sont naturellement la conséquence des abus que nous venons de signaler.

Nous devons compléter cette citation en ajoutant qu'aujourd'hui, malgré la marche progressive de l'industrie dans ce département, mais grâce à l'exécution des mesures prescrites par l'administration, les choses ont bien changé de face, et cette modification nous prouve suffisamment que ces mesures ne sont pas du tout incompatibles avec le développement industriel, au contraire elles ne peuvent que l'activer en le régularisant et en atténuant les inconvénients qu'il entraîne.

CHAPITRE VII.

Inspection et surveillance des établissements autorisés.

La loi du 22 décembre 1789 a chargé les préfets de veiller au maintien de la salubrité dans les départements.

En ce qui regarde les établissements industriels classés et autorisés conformément à la loi, ces magistrats chargent ordinairement les maires de communiquer aux chefs de ces établissements les arrêtés d'autorisation, et de veiller à l'exécution des prescriptions que ces arrêtés contiennent.

Les maires doivent donc inspecter et surveiller ou bien faire inspecter ces établissements, et rendre compte aux préfets des observations auxquelles a pu donner lieu l'accomplissement de cette mission.

Le devoir des maires, vis-à-vis des établissements dangereux et classés, comporte par conséquent deux ordres de choses tout à fait distinctes :

Avant l'autorisation, ils ont à présider l'enquête et à la résumer, en y ajoutant leur avis tant pour apprécier la valeur des objections faites par les opposants, que pour sauvegarder, s'il y a lieu, l'intérêt de leur commune.

Après l'autorisation, ils peuvent exercer un recours contre l'arrêté, et lorsque celui-ci a été notifié et accepté, ils ont à surveiller l'exécution des mesures prises par l'autorité préfectorale.

Il nous reste à examiner maintenant comment les maires arriveront à remplir cette dernière obligation, à laquelle ils ne peuvent se soustraire, sans manquer à leurs devoirs et nuire aux intérêts de leurs administrés, ou même souvent sans compromettre la santé publique.

Nous avons d'abord à signaler des mesures générales qui peuvent servir à faciliter cette tâche, et assurer déjà l'exécution des conditions imposées par l'arrêté d'autorisation.

Cet arrêté énumère avec détails tout ce que l'industriel doit faire pour sauvegarder l'intérêt des voisins et se mettre lui-même à l'abri de tous les inconvénients qui ont pu être prévus. Il importe qu'il soit rendu public, soit par les journaux, soit par voie d'affiches, et préférablement par ces deux moyens à la fois.

En effet, il y a eu sur la demande enquête publique, par conséquent le résultat de cette enquête doit être communiqué à toutes les parties intéressées, c'est-à-dire à toutes celles qui ont été appelées à se prononcer.

On aime à savoir, et ce sentiment est bien naturel, s'il a été tenu compte des observations qu'on a présentées, et lorsque la solution n'est pas conforme à notre opinion, nous n'en sommes pas moins rassurés, dès que nous pouvons constater que l'on a cherché à prévenir les inconvénients que nous avons craints et signalés.

La publicité est le seul moyen d'arriver à ce résultat.

Il nous semble en outre que l'arrêté d'autorisation devrait être affiché d'une manière permanente dans l'intérieur de l'établissement autorisé.

L'emploi de ces mesures fera connaître à tous quelles sont les conditions imposées par l'autorisation, et les personnes intéressées pourront s'assurer si les conditions sont ou ne sont pas exécutées.

Nous verrons du reste tout à l'heure quels sont les autres moyens de publicité mis à la disposition de l'autorité par suite de l'organisation actuelle des conseils d'hygiène et de salubrité. Mais il en est un dont l'exécution regarde surtout les maires, et que nous leur recommandons d'une manière toute spéciale.

Dans toutes les mairies on devrait tenir un registre contenant les copies de tous les arrêtés pris en matière d'autorisation des établissements classés existants sur le territoire de la commune. Tout le monde pourrait, à l'occasion, prendre connaissance des dispositions contenues dans ces arrêtés.

Cette mesure a été prescrite par une circulaire ministérielle du 11 mai 1863; elle est très facile à exécuter, et on ne saurait trop insister pour en faire ressortir tous les avantages.

La publicité donnée aux arrêtés d'autorisation nous paraît encore devoir le plus souvent empêcher les difficultés sur un point contesté et que nous avons dû signaler, nous voulons parler du délai pendant lequel les oppositions peuvent se produire après l'autorisation.

Nous avons dit que la loi ne fixait aucun délai pour l'exercice du recours en matière d'autorisation ou de refus des établissements insalubres.

Evidemment, s'il y a refus, dès que ce refus est notifié à l'industriel, celui-ci n'a pas de temps à perdre pour exercer son recours, car alors, qu'il ait ou non commencé les travaux nécessaires à l'exercice de son industrie, il se trouve mis en demeure ou d'accepter les conséquences du refus, ou d'introduire son recours; s'il y a eu, au contraire, autorisation et qu'il s'agisse des recours que peuvent faire les opposants, les conditions ne sont plus les mêmes.

Pour que l'on puisse, au moment du recours introduit par un opposant, lui objecter un consentement tacite à l'arrêté d'autorisation et à ses conséquences, il faut que cet arrêté lui ait été notifié, et le seul moyen d'arriver à prévenir tous les intéressés, qu'ils aient formulé leur opposition ou qu'ils ne l'aient pas fait, c'est de donner à l'arrêté d'autorisation la plus grande publicité possible.

La surveillance des établissements dangereux ne doit pas se borner à ces mesures, prises au moment de l'autorisation, et ici nous avons à distinguer les communes peu considérables où il existe seulement quelques établissements classés et les villes ou les centres industriels qui renferment un grand nombre de ces établissements.

Dans le premier cas, c'est-à-dire s'il s'agit des communes où il y a très peu d'établissements, le travail des maires est très facile et très nettement indiqué.

Ils doivent surveiller l'exécution des mesures prescrites, et en même temps s'assurer qu'un établissement autorisé reste strictement dans les conditions qui ont été indiquées lors de la demande d'autorisation, ou bien en vertu desquelles a été pris l'arrêté.

Une visite annuelle faite à ces établissements par le maire ou l'adjoint, permettra, dans ce cas, à l'autorité municipale de s'éclairer très complètement sur ces deux points.

Chaque année également, à la suite de leur visite, les maires devront adresser un rapport au préfet, consignant leurs observations et leurs réflexions relativement à tout ce qui regarde l'hygiène publique.

Dans les villes plus importantes et où le développement de l'industrie amène un nombre plus considérable d'établissements classés, la surveillance devient plus difficile. Mais c'est ici le cas de dire que si la mission est plus délicate et moins facile à remplir, elle n'en est que plus nécessaire.

La loi ne charge pas les conseils d'hygiène d'exercer cette surveillance par des visites régulières, comme elle l'a fait pour d'autres établissements; cette charge incombe naturellement à l'autorité municipale, à moins que les préfets ne prennent des mesures pour organiser à cet effet un service spécial, soit dans les villes, soit dans le département tout entier.

La meilleure marche à suivre, toutes les fois que l'industrie d'une localité l'exige, c'est d'établir une commission municipale d'hygiène.

Cette commission fournira au maire de précieux renseignements au moment des enquêtes; ses membres surveilleront les établissements autorisés, et les fréquentes visites qu'ils auront à faire pour cette surveillance, les mettront en état de s'occuper sérieusement de toutes les questions d'hygiène locale, et de satisfaire ainsi à toutes les exigences sur ce point important.

Une indemnité pourrait être accordée aux membres de cette commission chargés de faire la visite des établissements autorisés. Nous trouvons à ce sujet, surtout dans les départements industriels, une clause de l'arrêté d'autorisation, portant que le permissionnaire s'engage à supporter les frais de la visite des lieux, chaque fois que le préfet jugera convenable d'y faire procéder.

Les maires veilleront à ce que ces commissions rédigent chaque année un rapport détaillé sur les résultats de leurs visites et la situation des établissements. Ces rapports devront être adressés au préfet et communiqués au conseil d'hygiène.

Nous pensons qu'il est préférable de laisser aux maires le soin de faire cette inspection, soit directement, soit au moyen de commissions municipales d'hygiène. La nomination d'un inspecteur chargé spécialement dans un département de la surveillance des établissements, n'a pas rendu jusqu'ici les services que l'on pouvait attendre de cette institution.

Seulement il faut que l'action des maires soit bien réelle, et que la surveillance se fasse très sérieusement. L'obligation d'envoyer chaque année un rapport écrit et circonstancié sur chaque établissement assurera bientôt l'exécution de cette mesure avec toute l'exactitude que comportent les actes de l'administration, surtout lorsqu'ils peuvent être contrôlés par les intéressés.

Ce système de surveillance aura pour avantage d'initier l'administration municipale à des faits qu'elle ignore trop souvent et qu'elle ne doit cependant pas négliger Il lui permettra surtout de prévenir des abus qu'il devient quelquefois très difficile de supprimer, quand on les a laissés subsister pendant trop longtemps.

Toutes ces mesures n'enlèvent rien du reste aux prérogatives, ni aux devoirs des préfets, tels que les a établis la loi de 1789. Ils restent toujours chargés de veiller au maintien de la salubrité dans leur département. Par conséquent, dès qu'une plainte leur est adressée au sujet d'un établissement autorisé, ces magistrats doivent saisir le conseil d'hygiène de l'examen des faits signalés et faire procéder, vis-à-vis de cet établissement, à toutes les mesures légales.

En résumé, quel que soit le système adopté, il résulte de ce qui précède que le but de la loi ne sera pas atteint si les établissements ne sont pas surveillés après l'autorisation. Cette surveillance, qu'elle soit exercée par les maires ou par des inspecteurs nommés par les préfets, est donc de toute nécessité, et les progrès de l'industrie sont gravement compromis dans toutes les localités où elle n'est pas sérieusement organisée.

CHAPITRE VIII.

De la suppression et de la fermeture des établissements insalubres.

Le décret de 1810 ne contient qu'une seule clause relative à la suppression des établissements insalubres, c'est celle qui est contenue dans l'article 12 :

« En cas de graves inconvénients pour la salubrité publique, la culture ou l'intérêt général, les fabriques ou ateliers de première classe qui les causent pourront être supprimés en vertu d'un décret rendu en notre conseil d'Etat, après avoir entendu la police locale, pris l'avis des préfets, reçu la défense des manufacturiers ou fabricants. »

Nous trouvons également dans la circulaire ministérielle du 15 décembre 1852 une observation qui s'applique à la suppression des établissements de première classe.

D'après les termes de cette circulaire, le droit conféré aux préfets par le décret du 25 mars de statuer sur les établissements de première classe, s'applique seulement aux cas de demandes d'autorisation; mais s'il s'agit de la suppression, les dispositions de l'art 12 du décret de 1810 restent seules applicables. La suppression ne peut, d'après cela, être prononcée que par l'administration supérieure qui statue après avoir pris l'avis du conseil d'Etat.

Les mesures que nous venons de rapporter s'appliquent seulement aux établissements de première classe. Elles montrent très nettement pour ces établissements qu'ils peuvent être supprimés et dans quelle forme doit être prononcée cette suppression.

Il est bien entendu qu'il s'agit ici d'établissements réguliè-rement autorisés. Pour tout établissement non autorisé, à quelque classe qu'il appartienne, le préfet peut ordonner sa fermeture jusqu'à l'accomplissement des formalités exigées pour arriver à l'autorisation.

La lecture attentive du texte des articles 11 et 12 du décret de 1810 (voyez page 4) conduit à supposer que les dispositions contenues dans l'art. 12, concernent seulement les établissements déjà en activité avant la promulgation de ce décret et exemptés par l'art. 11 des formalités d'autorisation.

Cependant on a toujours entendu l'article 12 d'une manière plus générale, en le considérant comme applicable non seulement à ces établissements anciens, mais à tous les établissements de première classe créés et autorisés depuis le décret de 1810 et soumis aux conditions imposées par ce décret.

La marche à suivre pour arriver légalement à la suppression d'un établissement de première classe est complétement tracée par ce qui précède.

Que les plaintes contre les établissements présentant des inconvénients graves pour la salubrité publique, la culture ou l'intérêt général soient formulées par des particuliers ou par l'autorité municipale, ces plaintes doivent être adressées aux préfets. Ceux-ci les soumettent aux conseils d'hygiène qui vérifient leur exactitude par tous les moyens possibles; ensuite, après avoir pris, s'il y a lieu, l'avis des maires, ils transmettent au ministre les pièces résultant de cette information, et le conseil d'Etat prononce après avoir reçu la défense des industriels.

Nous n'avons rien trouvé ni dans les dispositions législatives ni dans les circulaires ministérielles relativement à la suppression des établissements de deuxième et de troisième classe.

C'est qu'en effet on est porté naturellement à admettre que, pour ces sortes d'établissements, les inconvénients ne deviendront jamais assez graves pour motiver leur suppression.

La suppression d'un établissement de première classe ne peut guère aboutir, d'ailleurs, qu'à un déplacement, car on ne peut pas admettre qu'une industrie puisse être prohibée partout d'une manière absolue. Au contraire, il sera toujours possible d'inscrire dans l'arrêté d'autorisation des mesures de précaution ou des restrictions qui diminueront suffisamment les inconvénients, pourvu que l'emplacement choisi soit convenable, et que la fabrique soit installée dans des conditions favorables.

Pour les établissements de deuxième classe, et à plus forte raison pour ceux de troisième classe, il sera plus facile d'arriver à ce résultat, et on le pourra presque toujours sans avoir besoin de recourir à la suppression.

Ce qui distingue surtout les établissements de première classe, c'est la condition relative à l'éloignement des habitations. Pour tous ceux dont l'éloignement des habitations n'est pas nécessaire, on ne voit pas ce qui pourrait faire retirer l'autorisation, en admettant qu'elle ait été accordée après une étude sérieuse de l'industrie qu'il s'agit d'exercer et de ses conséquences.

S'il était démontré que, même en prenant tous les soins que la science et la prudence conseillent, l'exercice d'une industrie de deuxième ou de troisième classe ne peut être toléré et qu'il faille recourir à la suppression, cela prouverait que cette industrie a été mal classée et qu'elle doit être placée dans la première classe, du moins dans certains cas.

Nous croyons devoir compléter les indications précédentes, en citant les réflexions faites par M. Serrigny, au sujet de la suppression possible des ateliers de deuxième et de troisième classe pour inconvénients graves (1).

« Aucune disposition semblable à celle de l'art. 12 du décret de 1810 n'existe pour ces sortes d'établissements, d'où les auteurs et la jurisprudence ont conclu que ces inconvénients ne pouvaient jamais être réputés assez graves pour en autoriser la suppression.

» Cette solution laisse néanmoins des scrupules dans mon esprit : car la nuance qui sépare les établissements de première et de deuxième classe est purement arbitraire, et il peut arriver que tel établissement rangé dans la deuxième classe devienne beaucoup plus dangereux que tel autre placé dans la première catégorie.

» Je puise un exemple dans l'ordonnance royale du 17 janvier 1846, relative aux bateaux à vapeur qui circulent sur mer.

» Les machines à vapeur sont rangées dans la deuxième classe. Il résulte des articles 50 et 51 de l'ordonnance du 17 janvier 1846 que le préfet « pourra suspendre le per-
» mis de navigation jusqu'à l'entière exécution des mesures
» prescrites ; il révoquera le permis, si la machine ou le
» bateau sont déclarés hors d'état de supporter le ser-
» vice. »

» Cette disposition ne pourrait-elle pas être généralisée et étendue à tous les cas analogues où l'état de choses pri-

---

(1) Voyez *Traité de l'organisation de la compétence et de la procédure en matière contentieuse administrative dans leurs rapports avec le droit civil*, par D. SERRIGNY, Paris, 1865, 2ᵉ édition, 3ᵉ vol., page 55.

mitif a été changé par le temps, et où les choses se sont détériorées de manière à offrir des dangers pour le public.

» Si un atelier compris dans la deuxième classe était antérieur au décret de 1810 et n'avait conséquemment point obtenu d'autorisation légale, le fabricant ne pourrait pas se prévaloir de la garantie résultant pour les établissements postérieurs de l'autorisation administrative.

» Le préfet pourrait alors ordonner sa suppression pour inconvénients graves, d'après la règle *nihil tam naturale est, quam co genere quidque dissolvere, quo colligatum est ;* sauf le recours au ministre et au conseil d'État par la voie contentieuse. C'est là un nouvel argument à l'appui des doutes formulés plus haut »

Nous ne croyons pas que l'on puisse établir une distinction entre les ateliers de seconde classe autorisés d'après les dispositions du décret de 1810, et les ateliers de même classe antérieurs à 1810. L'exploitation de ces derniers est tout à fait légale, et ils sont autorisés par l'article 11. Quant à l'observation tirée de la comparaison avec les chaudières des bateaux, elle se trouvera confirmée par l'étude qui va suivre, car il nous reste à examiner le droit de suppression, considéré comme conséquence de la non exécution des mesures prescrites ou d'un changement important dans l'état de choses existant au moment de l'autorisation.

Nous avons, en effet, supposé jusqu'ici, dans l'examen des formalités à remplir pour supprimer un établissement autorisé, que toutes les prescriptions imposées par la loi et par l'arrêté d'autorisation avaient été remplies ; mais il ne doit pas en être de même dans le cas où les industriels n'ont pas satisfait à toutes leurs obligations.

Voyons donc, à ce nouveau point de vue, les diverses circonstances qui peuvent se présenter :

Si les établissements maintenus par l'article 11 du décret de 1810, se mettent dans le cas prévu par l'article 13 du même décret (voyez page 5), ils rentrent dans la catégorie des établissements à former et ne peuvent être mis en activité qu'après en avoir obtenu la permission. Par conséquent, jusqu'à ce qu'ils aient été autorisés, ils peuvent dans ce cas être suspendus par les préfets, c'est-à-dire, provisoirement du moins, supprimés. Cette disposition est applicable à toutes les classes d'établissements.

Les préfets peuvent également ordonner la fermeture des établissements postérieurs à 1810, mais non autorisés. Le propriétaire de ces établissements est alors obligé de se soumettre aux formalités prescrites par le décret de 1810, et pour pouvoir arriver à continuer l'exercice de son industrie, il doit se faire autoriser.

Il nous reste encore à examiner le cas d'établissements postérieurs à 1810, légalement autorisés, et sur lesquels il s'élève des plaintes par suite d'inconvénients graves.

Si ces plaintes sont fondées, et si les inconvénients signalés existent réellement, cela peut provenir de deux causes : ou les prescriptions imposées par l'arrêté d'autorisation n'ont pas été exécutées, ou ces prescriptions fidèlement exécutées étaient insuffisantes.

Dans le premier cas, les industriels qui ont accepté les conditions que l'arrêté leur impose peuvent toujours être traduits devant les tribunaux pour contravention à ces dispositions. De plus, les conséquences protectrices de cet arrêté ne peuvent exister pour eux qu'à partir de l'exécution de toutes les mesures qu'il prescrit. La non exécution rend donc nul l'arrêté d'autorisation, et l'industriel qui n'a pas satisfait à ses obligations ne peut s'en prévaloir.

On arrive ainsi à reconnaître que les préfets peuvent supprimer les établissements de deuxième et de troisième classe, pour inconvénients graves, si les industriels ne remplissent pas les conditions qui leur ont été imposées.

Mais si les prescriptions de l'arrêté ont été fidèlement exécutées, il peut se faire qu'elles étaient incomplètes ou qu'elles sont devenues insuffisantes, par suite d'un changement dans les conditions premières de l'exploitation ; et alors, sans révoquer l'autorisation, l'autorité qui a donné cette autorisation peut imposer de nouvelles conditions.

Cet acte additionnel justifié par l'obligation dans laquelle se trouvent les préfets de sauvegarder la salubrité publique, doit être soumis aux mêmes formalités et aux mêmes recours que l'autorisation première.

On peut dire ici que ces nouvelles mesures restrictives imposées par les préfets pourraient bien, dans certains cas, équivaloir à une suppression, et par conséquent ce serait un moyen détourné de supprimer un établissement de première classe, tandis que la loi réserve ce droit à l'administration supérieure.

Si telles devaient être les conséquences de ces mesures, les industriels peuvent se pourvoir devant le conseil d'État et les préfets n'ont d'autre moyen de remédier aux inconvénients signalés, qu'en demandant à ce dernier corps la suppression de l'établissement.

Enfin, les dispositions relatives aux établissements antérieurs au décret de 1810, sur les effets d'un changement de local, d'une interruption dans les travaux et d'une modification dans les procédés employés, doivent également être appliqués aux établissements autorisés depuis le décret.

Les industriels peuvent donc être mis en demeure de demander une nouvelle autorisation dès qu'ils se sont déplacés, qu'ils ont interrompu leurs travaux ou modifié les conditions admises par l'arrêté d'autorisation.

La plupart des difficultés que soulève la discussion de ces questions délicates peuvent être écartées très facilement; il suffit pour cela d'insérer dans les arrêtés d'autorisation une clause semblable à celle que nous trouvons dans un arrêté pris par M. le Préfet du Nord :

« L'administration se réserve en outre le droit de prescrire, en tout temps, les autres mesures de précaution et dispositions qu'elle jugerait utiles dans l'intérêt de la sûreté et de la salubrité publiques, et de révoquer la présente permission en cas d'inexécution de l'une des conditions qui précèdent, lesquelles sont toutes de rigueur. »

Cette clause est d'autant plus utile que souvent, au début de l'installation d'une industrie, il est difficile de prévoir tous les inconvénients qui pourront résulter de son exercice ; par conséquent, il est convenable que l'autorité préfectorale se réserve la faculté de pouvoir compléter plus tard, sur l'avis des conseils d'hygiène et des maires, les dispositions prises dans l'arrêté d'autorisation.

Ainsi, nous arrivons à cette conséquence bien naturelle, c'est que l'autorisation est une garantie pour l'industriel, mais à la condition que celui-ci remplira les obligations que l'arrêté lui impose. Dans le cas même de l'exécution de toutes les prescriptions stipulées par cet arrêté, le préfet n'est pas désarmé pour assurer, s'il y a lieu, la salubrité publique.

CHAPITRE IX.

Examen des circonstances dans lesquelles les faits relatifs aux établissements classés peuvent être portés devant les tribunaux.

Les détails dans lesquels nous sommes entré relativement aux formalités à remplir pour l'autorisation d'un établissement classé comme insalubre, dangereux ou incommode, nous montrent que l'administration doit chercher à sauvegarder la salubrité publique et les intérêts des voisins, en imposant aux industriels des conditions que ceux-ci sont tenus de remplir.

Cependant il peut arriver qu'après la mise en pratique des opérations que nécessite l'exercice d'une industrie, il se présente, tant sous le rapport de l'intérêt général qu'au point de vue des intérêts purement privés, des inconvénients que l'on n'avait pu prévoir et qui sont dus à l'incurie du fabricant, ou bien tiennent à la nature même des opérations.

Ce que nous avons dit précédemment suffit pour indiquer la marche que doit suivre l'autorité, afin de remédier à ces inconvénients en ce qui touche la salubrité publique.

Mais si l'administration, en autorisant un établissement, a également cherché à protéger les intérêts privés, il peut se faire qu'elle n'y ait pas réussi, et tous les particuliers qui ont à se plaindre conservent toute liberté pour réclamer des dommages-intérêts et actionner directement les industriels.

Ici, nous trouvons en présence deux intérêts privés, celui de l'industriel et celui du voisin. L'administration n'a pas pu aliéner le droit de ce dernier, qui reste entier, quelles que soient les conditions dans lesquelles se trouve placé l'établissement.

Toute personne intéressée peut donc porter devant les tribunaux une action en réparation du dommage causé par un établissement industriel, même autorisé, et les tribunaux sont parfaitement compétents pour statuer sur ces demandes.

L'art. 11 du décret de 1810, après avoir déclaré que les établissements existants continueront à être exploités, ajoute :

« Sauf les dommages dont pourront être passibles les en-
» trepreneurs de ceux qui préjudicient aux propriétés des voi-
» sins ; ces dommages seront arbitrés par les tribunaux. »

Cette dernière disposition a toujours été considérée comme applicable à tous les établissements ouverts depuis le décret de 1810. Cette interprétation est la conséquence naturelle de l'art. 1382 du Code Napoléon : « Tout fait quelconque de
» l'homme qui cause à autrui un dommage, oblige celui par
» la faute duquel il est arrivé à le réparer. »

Rien ne limite sous ce rapport les droits des tribunaux pour l'appréciation et l'estimation des dommages-intérêts

Seulement, l'autorité judiciaire ne nous paraît pas avoir le droit d'imposer de nouvelles conditions à ces établissements ni de prononcer leur suppression ; en le faisant, elle usurperait une des attributions de l'autorité administrative.

Celle-ci a garanti l'existence de l'établissement sous certaines conditions ; si, par suite de cette circonstance, des intérêts privés sont en souffrance, il peut y avoir lieu d'accorder aux réclamants des dommages-intérêts, mais si la réglementation de l'établissement industriel doit être modifiée, ce soin appartient à l'autorité préfectorale.

Du reste, en même temps qu'un particulier saisit les tribunaux d'une demande en dommages-intérêts, rien ne l'empêche de signaler à l'administration les griefs dont il se plaint, et de pouvoir arriver à obtenir ainsi la réparation du dommage causé et la suppression des causes qui l'ont produit.

Quant aux contraventions constatées par la police locale et qui peuvent être déférées aux tribunaux, il faut, pour les indiquer, distinguer les établissements autorisés de ceux qui ne le sont pas.

S'il y a eu contravention aux dispositions stipulées par l'arrêté d'autorisation, et par conséquent s'il s'agit d'un établissement autorisé, cette contravention doit être déférée à l'autorité administrative. Il en est de même si l'établissement incriminé est antérieur au décret de 1810.

Mais si des contraventions sont relevées contre des établissements postérieurs à 1810, et non autorisés, elles doivent être portées devant le tribunal de simple police, qui peut dans ce cas prononcer l'amende et même la suppression de l'établissement.

CHAPITRE X.

Moyens d'assurer la salubrité des établissements industriels.

Dans toutes nos villes et surtout dans les grandes cités industrielles, on a fait depuis quelques années d'importants travaux pour l'assainissement du sol. La construction d'égouts, l'établissement de réservoirs fournissant de l'eau pour le lavage des rues, la création de promenades plantées et de jardins sur les places, l'élargissement des voies de communication, tels sont les moyens qu'emploient nos administrations municipales pour assurer la salubrité publique.

L'insuffisance des ressources peut seule expliquer aujourd'hui l'absence de ces mesures dont on constate partout les heureux effets, et dont l'application tend à se propager chaque jour davantage.

Mais le complément indispensable des efforts fai par les autorités locales, c'est l'entretien dans un état constant de propreté des habitations particulières. Aussi les conseils d'hygiène ont-ils souvent rédigé des instructions pour faire connaître les soins qu'il convient de prendre, et dans beaucoup de villes les maires ont publié de nombreux arrêtés pour assurer l'exécution des mesures prescrites.

Toutes les précautions conseillées pour l'entretien des maisons d'habitation deviennent encore plus indispensables, lorsqu'il s'agit d'établissements industriels, dans lesquels on est souvent obligé de conserver et de travailler des matières susceptibles d'éprouver promptement une altération qui les rend dangereuses et insalubres.

En général on est trop porté à négliger, en temps ordinaire, les conseils donnés sur ce qui regarde la propreté des maisons et des ateliers. L'attention de l'autorité n'est guère éveillée sur ces points que dans les moments d'épidémie et, par suite de cette insouciance, on se trouve amené à détruire un mal qu'il aurait été souvent très facile de prévenir.

Le point qui nous paraît le plus important, c'est d'empêcher d'une manière absolue le dépôt et l'accumulation, dans les cours et les ateliers, de débris de matières organiques qui, sous l'influence de la chaleur, de l'air et de l'humidité peuvent entrer en putréfaction, répandre des odeurs désagréables et servir de moyens de développement, de transport ou de diffusion aux miasmes dangereux dont l'action est encore si mystérieuse.

Dans tous les établissements où les manipulations laisseront des résidus de cette nature, ils devront être chaque jour enlevés avec soin. Un balayage fréquent, le lavage du sol dans toutes les parties carrelées, dallées ou pavées doivent également être conseillés.

L'eau suffit ordinairement pour ces lavages, mais dans les cas d'infection ou de malpropreté invétérées, il faut ajouter à l'eau environ un pour cent de son volume d'eau de javelle.

Ce que nous venons de dire sur les dangers de laisser s'accumuler les dépôts de matières organiques putrescibles, explique les précautions particulières dont les eaux ménagères et les fosses d'aisances sont l'objet dans la plupart des villes, et nous ne saurions trop recommander aux industriels l'obéissance rigoureuse à tous les règlements publiés sur ces différents points, car l'agglomération des ouvriers augmentera certainement les inconvénients qui existent déjà dans les maisons ordinaires.

L'aération des ateliers et des magasins doit aussi attirer très sérieusement l'attention des chefs d'établissement, les effets produits sur la santé des ouvriers par l'altération permanente de l'air étant toujours très graves. On s'assurera que cet air est suffisamment renouvelé, et s'il existe dans les opérations quelque cause spéciale dont le résultat serait de répandre des gaz ou des vapeurs, on devra employer tous les moyens pour les faire disparaître ou supprimer leurs fâcheux effets.

Ces considérations générales suffisent pour montrer combien il est important de veiller à la salubrité des ateliers et des établissements industriels de toute nature. Les arrêtés d'autorisation ne peuvent contenir sous ce rapport que ce qui est immédiatement lié à l'exercice des opérations qui se pratiquent dans ces établissements. Tout le reste est du ressort des règlements de la police locale, dont l'exécution est d'autant plus urgente que les inconvénients résultant des infractions, peuvent devenir plus considérables et plus pernicieux.

CHAPITRE XI.

Nouveau règlement des appareils à vapeur.

Nous avons cru devoir consacrer un chapitre spécial à la règlementation des appareils à vapeur, parce que nous allons trouver dans les modifications qu'elle a subies depuis 1810 la confirmation complète des principes qui nous ont servi de guide dans ce travail.

Après la publication du décret du 15 octobre 1810, les machines et chaudières à vapeur furent toutes placées, sous le nom de *pompes à feu*, dans la deuxième classe des ateliers dangereux et par conséquent soumises à toutes les mesures concernant cette classe d'établissements.

Une nouvelle nomenclature des ateliers dangereux et insalubres a été publiée à la suite de l'ordonnance royale du 14 janvier 1815. Dans celle-ci, les pompes à feu qui ne brûlaient pas leur fumée étaient placées dans la première classe, et celles qui brûlaient leur fumée dans la troisième.

Des règlements spéciaux assujettissaient les fabricants de machines à vapeur et les personnes qui employaient ces machines à des formalités non exigées pour les autres industries.

L'ordonnance royale du 24 mai 1843 vint encore modifier la législation des machines à vapeur et coordonner les prescriptions dont ces appareils avaient été successivement l'objet. Seulement leur division en deux classes n'a pas été conservée ; on les ramena toutes dans la deuxième classe.

Cette législation est demeurée en vigueur jusqu'au mois de janvier 1865, et à cette époque un nouveau décret a déclassé tous les appareils à vapeur autres que ceux qui sont placés à

bord des bateaux. Ces appareils ne figurent plus par conséquent sur la liste des établissements dangereux, et dès lors ne
sont plus soumis aux formalités qui précèdent l'autorisation ;
de toutes les mesures exigées avant 1865, on n'a conservé que
l'épreuve de la chaudière.

Ainsi les appareils auxquels on avait dû appliquer une législation spéciale, et des plus sévères, se trouvent aujourd'hui
devancer tous les autres établissements dans cette voie où nous
espérons que ceux-ci pourront plus tard entrer, sans aucun
préjudice pour la salubrité publique.

La cause de ce résultat est facile à déterminer, elle existe
tout entière dans la manière dont les règlements ont été appliqués pour ces sortes d'appareils. Partout, en effet, les lois et
ordonnances relatives aux machines à vapeur ont été strictement exécutées dans leurs moindres détails.

Si ces appareils figuraient sur les listes des établissements
dangereux et étaient soumis à toutes les formalités imposées à
ces établissements, leur essai et leur surveillance étaient régis
par des règlements spéciaux dont l'exécution était confiée aux
ingénieurs des mines et aux agents placés sous leurs ordres.

L'éducation des industriels s'est donc faite rapidement sous
l'influence de ce régime sévère et plus salutaire, qui n'a du
reste apporté aucun obstacle à la propagation et au développement de ces machines. Les progrès de la science et de l'industrie
sur ce point particulier, ont même été singulièrement favorisés par la sécurité qui a bientôt succédé à la crainte que les
appareils à vapeur inspiraient dans le principe. Toutes ces
circonstances réunies ont ainsi permis de faire sans danger
ce qui aurait été, il y a cinquante ans, une grave impru-
dence.

Maintenant une très grande liberté est laissée au fabricant

et à l'industriel pour la construction et l'emploi des appareils mus par la vapeur.

Le fabricant n'est plus lié par les règlements pour le choix et l'épaisseur des matériaux qu'il emploie; l'industriel n'a plus besoin de se faire autoriser pour introduire dans ses ateliers **un** appareil à vapeur, il lui suffit d'adresser au préfet une simple déclaration, et par conséquent tout le monde peut établir et faire fonctionner chez soi un de ces appareils.

Il ne faudrait pas conclure de ces nouvelles dispositions qu'elles ont fait disparaître toutes mesures de prévoyance.

La marche à suivre pour l'établissement et le fonctionnement de ces appareils, les règles à observer, les précautions à prendre sont indiquées très nettement et très minutieusement par le décret du 25 janvier 1865 et les instructions qui l'accompagnent. Seulement ce sont les fabricants, ce sont les industriels qui doivent d'eux-mêmes se les imposer; la loi leur en fait un devoir, elle leur fait connaître toutes leurs obligations; s'ils y manquent, les tribunaux sont là pour leur demander un compte sévère de leur conduite et des abus dont ils se sont rendus coupables.

Il va nous être facile de résumer les principales dispositions du décret du 25 janvier 1865; nous les recommandons aux industriels dont la sécurité dépend de leur exécution.

L'épreuve de la chaudière a été maintenue et aucun de ces appareils ne peut être livré ni employé, qu'il soit neuf ou qu'il ait été seulement réparé, sans avoir été préalablement éprouvé et timbré.

Les ingénieurs des mines sont chargés de cette opération.

Aucune machine à vapeur destinée à être placée à demeure, ne peut être établie sans qu'il en ait été fait préalablement la déclaration au préfet du département.

Cette déclaration doit faire connaître : 1° l'origine de la chaudière ; 2° la commune et le lieu précis où elle doit fonctionner ; 3° sa forme, sa capacité et sa surface de chauffe ; 4° le numéro du timbre exprimant en kilogrammes, par centimètre carré, la pression effective maximum sous laquelle elle doit marcher ; 5° le genre d'industrie ou l'usage auquel elle doit servir.

Le décret divise les chaudières en trois catégories, suivant leur capacité et la tension de la vapeur.

Pour savoir à quelle catégorie une chaudière appartient, on exprime en mètres cubes la capacité de cette chaudière, avec ses tubes bouilleurs ou réchauffeurs, mais sans y comprendre les surchauffeurs de vapeur, puis on multiplie ce nombre par le numéro du timbre augmenté d'une unité.

Les chaudières sont de la première catégorie quand le produit est plus grand que 15 ; dans la seconde, si ce produit surpasse 5 et n'excède pas 15, et dans la troisième si ce produit est égal ou inférieur à 5.

Si plusieurs chaudières doivent fonctionner ensemble dans le même emplacement, ou si elles ont entre elles une communication quelconque, directe ou indirecte, on prend, pour former le produit dont il vient d'être question, la somme des capacités de ces deux chaudières.

Les chaudières comprises dans la première catégorie doivent être établies en dehors de toute maison et de tout atelier surmonté d'étages.

On ne doit pas considérer comme un étage une construction légère située au-dessus d'une chaudière et dans laquelle ne s'exécute aucune main-d'œuvre nécessitant la présence d'ouvriers ou d'employés travaillant à poste fixe.

Dans ce cas, le local ainsi utilisé doit être séparé des ate-

liers contigus par un mur ne présentant que les passages nécessaires pour le service.

Il est interdit de placer une chaudière de première catégorie à moins de trois mètres de distance du mur d'une maison
d'habitation appartenant à des tiers.

Si la distance de la chaudière à la maison est plus grande
que trois mètres et moindre que dix mètres, la chaudière doit
être généralement installée de façon que son axe longitudinal
prolongé ne rencontre pas le mur de ladite maison, ou que,
s'il le rencontre, l'angle compris entre cet axe et le plan du
mur soit inférieur au sixième d'un angle droit.

Dans le cas où la chaudière n'est pas installée dans les conditions ci-dessus, la maison doit être garantie par un mur de
défense.

Ce mur, en bonne et solide maçonnerie, doit avoir au moins
1 mètre d'épaisseur en couronne. Il sera distinct du parement
du fourneau de la chaudière et du mur de la maison voisine
et séparé de chacun d'eux par un intervalle libre de 0m30 de
largeur au moins.

La hauteur de ce mur dépassera de 1 mètre la partie la plus
élevée du corps de la chaudière, quand il sera à une distance
de celle-ci comprise entre 0m30 et 3 mètres. Si la distance
était plus grande que 3 mètres, l'excédant de hauteur serait
augmenté en proportion de la distance, sans toutefois excéder
2 mètres.

L'établissement d'une chaudière de première catégorie à
une distance de 10 mètres ou plus des maisons d'habitation
n'est assujetti à aucune condition particulière.

Ces distances de 3 mètres et de 10 mètres sont réduites res-
pectivement à 1m50 et 5 mètres, lorsque la chaudière est en-
terrée de façon que la partie supérieure de ladite chaudière

se trouve à 1 mètre au moins en contrebas du sol, du côté de la maison voisine.

Les chaudières comprises dans la deuxième catégorie peuvent être placées dans l'intérieur de tout atelier, pourvu que cet atelier ne fasse pas partie d'une maison habitée par des personnes autres que le manufacturier, sa famille et ses employés, ouvriers ou serviteurs.

Les chaudières de troisième catégorie peuvent être établies dans un atelier quelconque, même lorsqu'il fait partie d'une maison habitée par des tiers

Il est de toute nécessité que les fourneaux des chaudières comprises dans la deuxième et la troisième catégorie soient entièrement séparés des maisons d'habitation appartenant à des tiers. L'espace vide doit être de 1 mètre pour les chaudières de la deuxième catégorie, et de 0m50 pour les chaudières de la troisième.

Ces dernières conditions d'emplacement, ainsi que celles relatives aux chaudières de première catégorie, cessent d'être obligatoires lorsque les tiers intéressés renoncent à s'en prévaloir.

Le foyer des chaudières de toute catégorie doit brûler la fumée.

Si, postérieurement à l'établissement d'une chaudière à vapeur, un terrain contigu vient à être affecté à la construction d'une maison d'habitation, le propriétaire de ladite maison a le droit d'exiger l'exécution des mesures prescrites ci-dessus, comme si la maison avait été construite avant l'établissement de la chaudière.

Toutes les dispositions qui précèdent sont applicables aux machines fixes. L'emploi des locomobiles est également soumis à la déclaration préalable aux préfets, et les chaudières de ces machines doivent être soumises aux mêmes épreuves.

Aucune locomobile ne pourra être employée sur une propriété particulière, à moins qu'elle ne soit placée à 5 mètres de tout bâtiment d'habitation et de tout amas découvert de matières inflammables appartenant à des tiers, sans le consentement formel de ceux-ci.

Quant au fonctionnement des locomobiles sur la voie publique, il est régi par les règlements de police locaux.

La circulation des locomotives sur les chemins de fer et sur les routes ordinaires a lieu dans des conditions déterminées par des règlements d'administration publique. Leurs chaudières sont du reste soumises aux épreuves que nous avons mentionnées pour celles des autres machines.

Telles sont les dispositions du nouveau décret qui règlemente l'emploi des appareils à vapeur. Ceux qui sont placés à bord des bateaux sont exceptés et sont soumis à une législation spéciale, dans le but de sauvegarder la vie des voyageurs.

Tous les industriels possédant des machines à vapeur dont le fonctionnement est antérieur à 1865, et a été autorisé par conséquent aux termes de l'ordonnance royale du 24 mai 1843, peuvent demander à passer sous le régime du nouveau décret. Il leur suffit de faire au préfet la déclaration demandée et de satisfaire aux conditions d'emplacement suivant la catégorie à laquelle appartiennent leurs machines ; mais ces conditions ne peuvent pas être imposées aux machines autorisées.

Le décret du 25 janvier 1865 fait donc connaître aux industriels toutes les prescriptions qu'ils ont à remplir. L'exécution leur en est laissée sous leur responsabilité et sous la réserve de la déclaration préalable qu'ils doivent adresser au préfet.

La réserve des droits des tiers intéressés entraîne comme conséquence la possibilité pour tous les voisins de déférer à l'administration et même aux tribunaux tous les faits qui leur porteraient préjudice, afin d'en demander la réparation.

De son côté, l'administration doit veiller à l'exécution des mesures prescrites par le décret. Les ingénieurs des mines et les agents sous leurs ordres sont chargés spécialement de visiter fréquemment les machines déclarées, et les maires doivent signaler aux préfets celles qui s'établiraient dans leurs communes sans déclaration. Ainsi la surveillance s'exerce par les ingénieurs des mines, sous la direction des préfets et avec le concours des autorités locales.

Toutes les contraventions relatives aux prescriptions du décret du 25 janvier 1865 sont constatées par les ingénieurs des mines, les ingénieurs des ponts et chaussées, les garde-mines et les conducteurs commissionnés à cet effet, les maires et les adjoints, les commissaires de police et les membres des commissions de surveillance instituées en exécution des règlements. Ces contraventions sont poursuivies et réprimées conformément à la loi du 21 juillet 1856, sans préjudice de la responsabilité civile que les contrevenants peuvent encourir aux termes des articles 1382 et suivants du Code Napoléon.

Ainsi, en résumé, tout le monde a le droit d'établir une machine à vapeur, à la seule condition d'en faire la déclaration au préfet et d'exécuter les prescriptions du décret. Les droits des tiers sont réservés et la sécurité publique est assurée par une surveillance imposée à des fonctionnaires spéciaux et aux autorités locales,

CHAPITRE XII.

Attributions et organisation des Conseils d'hygiène.

Nous avons appelé successivement l'attention sur les attributions de l'autorité préfectorale et des administrations municipales, en matière d'établissements industriels classés comme dangereux, et nous avons énuméré les obligations imposées aux chefs de ces établissements.

Nous avons eu souvent à signaler la participation des conseils d'hygiène aux actes nécessités par les dispositions législatives sur la formation de ces établissements. Il nous paraît donc utile d'insister plus particulièrement sur le rôle de ces conseils et sur leur organisation, car on est quelquefois porté à les rendre responsables de faits dont ils n'ont pas connaissance et qui ne leur ont pas été communiqués par l'autorité compétente. Souvent aussi ces conseils sont disposés à s'abstenir parce qu'ils méconnaissent ou restreignent le sens de leurs diverses attributions.

L'organisation actuelle des conseils d'hygiène et de salubrité, a été établie par un arrêté du chef du pouvoir exécutif, en date du 18 décembre 1848. Les dispositions de cet arrêté sont assez importantes pour que nous les reproduisions textuellement :

TITRE Ier.

Des institutions d'hygiène publique et de leur organisation.

« Art. 1er. — Dans chaque arrondissement il y aura un conseil d'hygiène publique et de salubrité.

» Le nombre des membres de ce conseil sera de sept au moins et de quinze au plus.

» Un tableau dressé par le ministre de l'agriculture et du commerce, règlera le nombre des membres et le mode de composition de chaque conseil.

» Art. 2. — Les membres du conseil d'hygiène d'arrondissement seront nommés pour quatre ans par le préfet et renouvelés par moitié tous les deux ans.

» Art. 3. — Des commissions d'hygiène publique pourront être instituées dans les chefs-lieux de canton par un arrêté spécial du préfet, après avoir consulté le conseil d'arrondissement.

» Art. 4. — Il y aura au chef-lieu de la préfecture un conseil d'hygiène publique et de salubrité du département

» Les membres de ce conseil seront nommés pour quatre ans par le préfet et renouvelés par moitié tous les deux ans.

» Un tableau dressé par le ministre de l'agriculture et du commerce règlera le nombre des membres et le mode de composition de chaque conseil.

» Ce nombre sera de sept au moins et de quinze au plus.

» Il réunira les attributions des conseils d'hygiène d'arrondissement aux attributions particulières qui sont énumérées à l'art. 12.

» Art 5. — Les conseils d'hygiène seront présidés par le préfet ou le sous-préfet, et les commissions de canton par le maire du chef-lieu.

» Chaque conseil élira un vice-président et un secrétaire qui seront renouvelés tous les deux ans.

» Art. 6. — Les conseils d'hygiène et les commissions se réuniront au moins une fois tous les trois mois, et chaque fois qu'ils seront convoqués par l'autorité.

» Art. 7. — Les membres des commissions d'hygiène cantonales pourront être appelés aux séances du conseil d'hygiène d'arrondissement; ils ont voix consultative.

» Art. 8. — Tout membre des conseils ou des commissions cantonales qui, sans motifs d'excuse approuvés par le préfet, aura manqué de se rendre à trois convocations consécutives, sera considéré comme démissionnaire.

TITRE II.

Attributions des conseils et des commissions d'hygiène publique.

» Art. 9. — Les conseils d'hygiène d'arrondissement sont chargés de l'examen des questions relatives à l'hygiène publique de l'arrondissement qui leur seront renvoyées par le préfet ou le sous-préfet.

» Ils peuvent être spécialement consultés sur les objets suivants :

» 1° L'assainissement des localités et des habitations;

» 2° Les mesures à prendre pour prévenir et combattre les maladies endémiques, épidémiques et transmissibles;

» 3° Les épizooties et les maladies des animaux;

» 4° La propagation de la vaccine;

» 5° L'organisation et la distribution des secours médicaux aux malades indigents;

» 6° Les moyens d'améliorer les conditions sanitaires des populations industrielles et agricoles;

» 7° La salubrité des ateliers, écoles, hôpitaux, maisons d'aliénés, établissements de bienfaisance, casernes, arsenaux, prisons, dépôts de mendicité, asiles, etc.;

» 8° Les questions relatives aux enfants trouvés;

» 9° La qualité des aliments, boissons, condiments et médicaments livrés au commerce ;

» 10° L'amélioration des établissements d'eaux minérales appartenant à l'Etat, aux départements, aux communes et aux particuliers, et les moyens d'en rendre l'usage accessible aux malades pauvres ;

» 11° Les demandes en autorisation, translation ou révocation des établissements dangereux, insalubres ou incommodes ;

» 12° Les grands travaux d'utilité publique, constructions d'édifices, écoles, prisons, casernes, ports, canaux, réservoirs, fontaines, halles, établissements des marchés, routoirs, égouts, cimetières, lavoirs, etc., sous le rapport de l'hygiène publique.

» Art. 10. — Les conseils d'hygiène publique d'arrondissement réuniront et coordonneront les documents relatifs à la mortalité et à ses causes, à la topographie et à la statistique de l'arrondissement, en ce qui touche la salubrité publique.

» Ils adresseront régulièrement ces pièces au préfet qui en transmettra une copie au ministre du commerce.

» Art. 11. — Les travaux des conseils d'arrondissement seront envoyés au préfet.

» Art. 12. — Le conseil d'hygiène publique et de salubrité du département aura pour mission de donner son avis :

» 1° Sur toutes les questions d'hygiène publique qui lui seront renvoyées par le préfet ;

» 2° Sur les questions communes à plusieurs arrondissements ou relatives au département tout entier.

» Il sera chargé de centraliser et de coordonner, sur le renvoi du préfet, les travaux des conseils d'arrondissement.

» Il fera chaque année au préfet un rapport général sur les travaux des conseils d'arrondissement. Ce rapport sera immédiatement transmis par le préfet, avec les pièces à l'appui, au ministre du commerce.

» Art. 13. — La ville de Paris sera l'objet de dispositions spéciales.

» Art. 14. — Le ministre de l'agriculture et du commerce est chargé de l'exécution du présent arrêté. »

Nous trouvons dans ce décret que les demandes en autorisation, translation ou révocation des établissements dangereux, insalubres ou incommodes peuvent être renvoyées aux conseils d'hygiène.

A cet objet spécial viennent s'en rattacher plusieurs autres qui rentrent également d'une manière directe dans l'hygiène des établissements industriels, tels sont : l'assainissement des localités et des habitations, les mesures à prendre pour prévenir les maladies épidémiques, les moyens d'améliorer les conditions sanitaires des populations industrielles, la salubrité des ateliers et des établissements publics, les grands travaux d'utilité générale.

Nous avons donc à faire ressortir quelles sont sur ces différents points les attributions des conseils d'hygiène, et quelle peut être leur influence. Nous trouverons tous les renseignements nécessaires pour nous éclairer sur cette question dans les instructions ministérielles envoyées à diverses reprises aux préfets pour la mise en pratique des dispositions de l'arrêté de 1848.

La mission des conseils d'hygiène, disent les circulaires

de 1851, a été considérablement agrandie depuis 1848 ; elle ne doit plus se borner à donner un avis sur l'autorisation ou le classement des établissements réputés insalubres, elle embrasse, en se rattachant à une organisation régulière et permanente qui comprend le pays tout entier, l'étude de toutes les questions sanitaires.

Placés près de l'administration pour répondre à son appel et l'éclairer de ses avis, les membres de ces conseils ne sauraient se dispenser de recueillir spontanément tous les renseignements qui pourront intéresser l'hygiène des localités de leur circonscription et de signaler à l'autorité toutes les mesures d'assainissement, toutes les améliorations qui peuvent paraître utiles.

Aussi paraît-il désirable au ministre que la réunion des conseils qui est prescrite au moins une fois tous les trois mois, soit habituellement beaucoup plus fréquente. Dans tous les arrondissements où il a été pratiqué, le système des réunions fixes a produit d'excellents résultats et donné aux travaux des conseils plus de suite et d'intérêt.

Ces observations s'appliquent seulement aux séances ordinaires, car dans certaines circonstances, en cas d'épidémie, par exemple, les conseils doivent être convoqués d'urgence et sans délai.

Ainsi, les attributions et les devoirs des conseils d'hygiène sont de deux ordres :

D'une part, ces conseils peuvent être saisis par l'administration de questions spéciales et urgentes qui réclament une prompte solution; d'un autre côté, ils ont, par le fait même de leur constitution, à s'occuper d'une manière continue de certains travaux déterminés et d'intérêt plus général, et ils ont le droit de mettre à l'étude toutes les questions sanitaires intéressant leur circonscription.

C'est donc une erreur de croire que les conseils doivent se borner à répondre aux questions qui leur sont adressées et sont privés de toute initiative. L'autorité supérieure a toujours protesté contre cette manière d'interpréter la législation actuelle, et elle n'a jamais entendu réduire nos conseils d'hygiène à ce rôle peu compatible avec la dignité des membres qui les composent.

Parmi les obligations des conseils d'hygiène des chefs-lieux de département, nous trouvons qu'ils doivent centraliser les travaux des conseils d'arrondissement et faire chaque année un rapport au préfet sur les travaux de ces conseils.

La publication de ces rapports annuels nous paraît devoir être un moyen puissant d'arriver à faire l'éducation d'une contrée, au point de vue de toutes les questions qui touchent à l'industrie, et surtout de celles qui se rattachent au régime des établissements insalubres.

Seulement il faut qu'on ait soin de ne pas se contenter de faire dans ces rapports une sèche énumération des affaires étudiées par les conseils. Si les principales questions sont examinées au point de vue de chaque localité, si les solutions proposées sont appréciées et discutées d'une manière raisonnée, après quelques années, un pareil travail contiendra l'histoire complète des industries du département, et il sera facile de mesurer l'étendue des progrès qui auront été réalisés dans chaque période.

Cette indication des attributions des conseils d'hygiène serait insuffisante, si nous n'ajoutions pas quelques détails au sujet de l'organisation des corps servant à compléter cette utile institution.

L'article 13 du décret de 1848 avait décidé que la ville de Paris, laissée en dehors de l'organisation des conseils d'hy-

giène créés dans les départements, serait l'objet de dispositions spéciales. Cette lacune fut comblée par le décret du
15 décembre 1851, sur l'institution du conseil d'hygiène publique et de salubrité du département de la Seine.

Ce conseil a été chargé dans tout le ressort de la préfecture
de police des attributions déterminées par les art. 9, 10 et 12
de l'arrêté du 18 décembre 1848.

Il a de plus été établi, dans chaque arrondissement, une
commission d'hygiène et de salubrité, présidée à Paris par
le maire, et dans les arrondissements de Sceaux et de Saint-
Denis par le sous-préfet.

Le rôle de ces commissions ressemble beaucoup à celui des
commissions municipales d'hygiène qui, dans les villes, peuvent, comme nous l'avons montré plusieurs fois, être d'utiles
auxiliaires des conseils d'hygiène. Aussi, nous recommandons
aux maires qui voudraient en établir de bien se pénétrer de
l'esprit des instructions rédigées par le Préfet de police de la
Seine, sur les travaux de ces commissions.

Elles se réunissent une fois par mois et sont chargées de
recueillir toutes les informations qui peuvent intéresser la
santé publique dans l'étendue de leur circonscription ; elles
concourent en outre à l'exécution de la loi du 13 avril 1850,
relative à l'assainissement des logements insalubres.

En cas de maladies épidémiques, elles sont appelées à prendre part à l'exécution des mesures extraordinaires qui peuvent
être ordonnées pour combattre les maladies ou pour procurer
de prompts secours aux personnes qui en seraient atteintes.

Les causes d'insalubrité qui doivent fixer l'attention des
commissions sont de deux natures. Les unes peuvent affecter
par leur intensité plusieurs localités, tels sont : les eaux stag-
nantes, les canaux mal entretenus, les cours d'eau infects, les

cimetières placés dans de mauvaises conditions, le mauvais état de la voie publique ; les autres ont leur siége dans les habitations particulières, et elles comprennent les amas d'immondices dans les cours, allées ou enclos, les stagnations d'eau provenant du mauvais état ou de l'absence de pavage, le défaut d'entretien des conduites d'eau ménagères, la mauvaise odeur des fosses, des cabinets d'aisances, des puits et des puisards, etc., et toutes les autres causes d'insalubrité inhérentes au logement lui-même, humidité, défaut d'air, malpropreté, encombrement.

Enfin il nous reste à mentionner le comité consultatif d'hygiène publique de France, institué près de l'administration centrale.

Ce comité est chargé de l'examen de toutes les questions qui concernent: les quarantaines et les services qui s'y rattachent, les mesures à prendre pour prévenir et combattre les épidémies et pour améliorer les conditions sanitaires des populations manufacturières et agricoles, la propagation de la vaccine, l'amélioration des établissements thermaux et les moyens d'en rendre l'usage de plus en plus accessible aux malades pauvres ou peu aisés, les titres des candidats aux places de médecins inspecteurs des eaux minérales, l'institution et l'organisation des conseils et des commissions de salubrité, la police médicale et pharmaceutique, la salubrité des ateliers.

Ce comité se réunit une fois par semaine ; il est composé de dix membres qui ne peuvent faire partie d'aucun autre conseil ou commission de salubrité.

C'est à lui que viennent aboutir tous les travaux des conseils d'hygiène ; sa mission est de les centraliser et d'éclairer l'autorité supérieure sur toutes les questions sa itaires.

Tel est l'ensemble de l'organisation de nos institutions publiques d'hygiène; toutes les questions qui se rattachent à la salubrité sont dans leurs attributions, et par conséquent tout ce qui concerne les établissements industriels dont nous nous sommes occupés dans ce travail y rentre d'une manière complète.

CHAPITRE XIII.

Décret du 31 décembre 1866.

Nous venions de revoir les épreuves du chapitre précédent qui devait être le dernier de cette notice, lorsque le *Moniteur universel* du 18 janvier 1866 nous a donné le texte d'un décret promulguant une nouvelle division des établissements insalubres, dangereux ou incommodes.

Ce décret ne modifie, du reste, en aucune manière la législation sur les établissements conservés dans ce classement, et tout ce que nous avons dit demeure applicable.

Nous devons donc, pour compléter notre travail et le rendre profitable aux industriels, faire connaître ce décret ainsi que les motifs qui ont décidé le ministre à modifier la classification adoptée.

RAPPORT A L'EMPEREUR.

« SIRE,

» La formation des établissements industriels considérés au point de vue de leur nocuité est soumise à un régime dont les bases sont fixées par le décret du 15 octobre 1810, l'ordonnance royale du 15 janvier 1815 et le décret de décentralisation du 25 mars 1852.

» Sous ce régime, qui a pour but de sauvegarder les intérêts du voisinage sans exposer les industriels à ce qu'il y aurait de trop incertain et de trop variable dans l'action de la police locale, des décrets délibérés en conseil d'État arrêtent la nomenclature des ateliers réputés insalubres, dangereux ou incommodes, qui ne peuvent, à ce titre, être formés sans une autorisation administrative, et cette autorisation indique, s'il y a lieu, les conditions jugées nécessaires pour prévenir tout sérieux inconvénient.

» Les établissements sont divisés en trois classes, dont la première se compose de ceux dont les inconvénients sont assez graves pour qu'ils doivent être indispensablement éloignés des habitations. La permission, en ce qui les concerne, ne pouvait d'abord être accordée que par décret rendu en conseil d'État; mais elle est, depuis 1852, dans les attributions des préfets, qui prononcent sur les demandes après apposition d'affiches, pendant un mois, dans un rayon de cinq kilomètres, enquête *de commodo et incommodo,* et s'il y a des oppositions, après avis du conseil de préfecture. Quant aux ateliers rangés dans la deuxième et la troisième classe, ils sont autorisés, les premiers par les préfets, sans l'obligation des affiches, mais après enquête, et les derniers par les sous-préfets, sans nécessité d'affiches ni d'enquête.

» Les demandeurs et les voisins peuvent du reste attaquer par la voie contentieuse les décisions intervenues, et ceux-ci ont même le droit, s'ils se prétendent lésés, d'agir en dommages-intérêts devant les tribunaux ordinaires.

» Les tableaux annexés au décret du 15 octobre 1810, et à l'ordonnance royale du 14 janvier 1815 contenaient une nomenclature d'établissements industriels, répartis dans les trois classes. Depuis lors, des ordonnances royales ou des décrets y ont ajouté beaucoup d'autres industries, et plusieurs tableaux complémentaires ont été publiés successivement. Enfin, des décisions préfectorales ou ministérielles, rendues conformément à l'avis du comité des arts et manufactures, ont opéré pour des industries nouvelles un assez grand nombre de classements provisoires, en vertu du pouvoir que l'ordonnance du 14 janvier 1815 donne à l'administration, et il était d'autant plus utile et opportun d'en user, que l'industrie traversait une période de rapide transformation pendant laquelle des classements définitifs eussent été souvent impossibles à déterminer convenablement, au moins pour un certain temps.

» Mais il m'a paru, Sire, qu'après les progrès si considérables accomplis aujourd'hui dans les sciences appliquées à l'industrie, un grand nombre d'ateliers pourraient, sans danger, être descendus de classe ou même dispensés de l'autorisation, et que, dans leur ensemble, les classements actuels pourraient être améliorés en même temps qu'ils seraient fondus dans une nomenclature générale ; j'ai chargé, en conséquence, le comité consultatif des arts et manufactures de procéder à une révision pour laquelle ce conseil offre toutes les garanties désirables.

» Le comité a examiné avec le plus grand soin l'état actuel de toutes les industries, sous le rapport de leurs inconvénients pour le voisinage. Il n'a pas hésité à reconnaître que, par des causes diverses, les perfectionnements introduits ont eu pour résultat d'atténuer ou même d'annuler dans beaucoup de cas la nocuité qui, à l'origine, avait déterminé les classements, et que la situation opposée se présente très rarement. Il a dressé un tableau général destiné à remplacer tous les classements définitifs ou provisoires antérieurement admis, en s'attachant à n'y comprendre que les industries qui, dans l'état actuel des choses, sont réellement insalubres, dangereuses ou incommodes, et ce projet a été renvoyé au conseil d'État, qui a fait lui-même un examen approfondi des diverses questions qu'il soulève.

» La nouvelle nomenclature des établissements insalubres, dangereux ou incommodes, que j'ai l'honneur de vous soumettre, rentrera, Sire, j'ose l'espérer, dans les vues de Votre Majesté. Il a été possible, en effet, sans compromettre aucun intérêt, de supprimer les classements définitifs ou provisoires pour plus de cent industries, et d'en descendre de classe près de quatre-vingts, tandis que quelques-unes seulement ont dû être introduites dans la nomenclature ou relevées de classe. La mesure projetée aura ainsi l'avantage de diminuer le nombre des cas dans lesquels les industries ont besoin de recourir à l'autorité, et, dans les circonstances où une autorisation préalable a paru justifiée, de réduire souvent les formalités et les délais. Enfin, la réunion dans un seul tableau de tous les classements en rendra la connaissance plus facile aux intéressés. La mesure dont il s'agit n'aura donc, à tous les points de vue, que des résultats utiles pour l'industrie, et j'ai l'honneur en conséquence de présenter avec confiance, à la signature de Votre Majesté, le décret destiné à la réaliser.

» J'ai l'honneur d'être, etc.

> » *Le ministre de l'agriculture, du commerce et des travaux publics,*
>
> » ARMAND BÉHIC. »

DÉCRET.

« NAPOLÉON,

» Par la grâce de Dieu et la volonté nationale, Empereur des Français,

» A tous présents et à venir salut :

» Sur la proposition de notre ministre de l'agriculture, du commerce et des travaux publics ;

» Vu le décret du 16 octobre 1810, l'ordonnance royale du 14 janvier 1815, et le décret du 25 mars 1852 sur la décentralisation administrative ;

» Vu les ordonnances des 29 juillet 1818, 25 juin 1823, 20 août 1824, 9 février 1825, 5 novembre 1826, 20 septembre 1828, 31 mai 1833, 5 juillet 1834, 30 octobre 1836, 27 janvier 1837, 25 mars, 15 avril et 27 mai 1838, 27 janvier 1846, et les décrets des 6 mai 1849, 19 février 1853, 21 mai 1862, 26 août 1865 et 18 avril 1866, portant addition ou modification aux classements des établissements réputés insalubres, dangereux ou incommodes ;

» Vu les avis du comité consultatif des arts et manufactures ;

» Notre conseil d'État entendu,

» Avons décrété et décrétons ce qui suit :

» Art. 1ᵉʳ. — La division en trois classes des établissements réputés insalubres, dangereux ou incommodes aura lieu conformément au tableau annexé au présent décret. Elle servira de règle toutes les fois qu'il sera question de prononcer sur les demandes en formation de ces établissements.

» Art. 2. — Notre ministre de l'agriculture, du commerce et des travaux publics est chargé de l'exécution du présent décret qui sera inséré au *Bulletin des Lois.*

» Fait au palais des Tuileries, le 31 décembre 1866.

» NAPOLÉON.

> Par l'Empereur :

» *Le ministre de l'agriculture, du commerce*
et des travaux publics,

» ARMAND BÉHIC. »

Le décret qui précède ne peut manquer d'être favorablement accueilli par l'industrie, car la publication d'une nomenclature complète, mise en harmonie avec les progrès accomplis, rendra l'exécution des règlements plus facile, et par conséquent préparera les voies à une nouvelle simplification du classement conservé.

Les motifs développés dans le rapport que nous avons reproduit sont, du reste, tout à fait d'accord avec les idées que nous avons cherché à faire prévaloir dans ce travail : maintien de la législation protectrice de 1810, émancipation successive et graduelle des industries à mesure que les méthodes se perfectionnent et que les inconvénients disparaissent, tels sont les deux termes dans lesquels se résume ce que le principe de la liberté industrielle nous présente d'immédiatement applicable.

CHAPITRE XIV.

Nomenclature des établissements compris dans le tableau de classement annexé au décret du 31 décembre 1866.

Nous devons compléter les renseignements qui précèdent en faisant connaître la nouvelle nomenclature des établissements insalubres, dangereux ou incommodes, telle qu'elle a été publiée à la suite du décret du 31 décembre 1866. Dans cette énumération nous n'avons pas reproduit l'indication sommaire des inconvénients que présentent les industries mentionnées dans le chapitre II ; nous n'avons fait cette mention que pour les industries qui ne figuraient pas sur notre première liste.

ÉTABLISSEMENTS DE Iʳᵉ CLASSE.

ABATTOIRS PUBLICS.

ACIDE ARSÉNIQUE (fabrication de l') au moyen de l'acide arsénieux et de l'acide azotique, quand les produits nitreux ne sont pas absorbés. — Vapeurs nuisibles. *(Voyez à la deuxième classe.)*

ACIDE CHLORHYDRIQUE (production de l') par décomposition des chlorures de magnésium, d'aluminium et autres, quand l'acide n'est pas condensé. — Émanations nuisibles. *(Voyez à la deuxième classe.)*

ACIDE MURIATIQUE. *(Voyez* ACIDE CHLORHYDRIQUE.*)*

ACIDE OXALIQUE (fabrication de l') par l'acide nitrique sans destruction des gaz nuisibles. — Fumée. *(Voyez à la deuxième et à la troisième classe.)*

Acide picrique (fabrication de l'), quand les gaz nuisibles ne sont pas brûlés. — Vapeurs nuisibles. *(Voyez à la troisième classe.)*

Acide stéarique (fabrication de l') par distillation. — Odeur et danger d'incendie. *(Voyez à la deuxième classe.)*

Acide sulfurique (fabrication de l'), par combustion du soufre et des pyrites. *(Voyez à la troisième classe.)*

Affinage de l'or et de l'argent par les acides.

Aldehyde (fabrication de l'). — Danger d'incendie.

Allumettes (fabrication des) avec matières détonnantes et fulminantes.

Amidonneries par fermentation. *(Voyez à la deuxième classe.)*

Amorces fulminantes (fabrication des).

Arcansons ou résines de pins *(Voyez Résines.)*

Arséniate de potasse (fabrication de l'), au moyen du salpêtre quand les vapeurs ne sont pas absorbées. — Émanations nuisibles. *(Voyez à la deuxième classe.)*

Artifices (fabrication des pièces d').

Baches imperméables (fabrication des) avec cuisson des huiles. — Danger d'incendie. *(Voyez à la deuxième classe.)*

Benzine (fabrication et dépôts de). *(Voyez Huiles de pétrole.)*

Bleu de prusse (fabrication de). *(Voyez Cyanure de potassium.)*

Boues et immondices (dépôts de) et voiries.

Boyauderies. — Travail des boyaux frais pour tous usages.

Boyaux et pieds d'animaux abattus (dépôts de). *(Voyez* Chairs, Débris, etc.)

Caillette et Caillons pour la confection des fromages. *(Voyez* Chairs, Débris, etc.)

Carbonisation des matières animales en général.

Cendres gravelées (préparation des) avec dégagement de la fumée au dehors. *(Voyez à la deuxième classe.)*

Chairs, débris et issues (dépôts de), provenant de l'abattage des animaux.

Chanvre (rouissage du) en grand. *(Voyez* Rouissage.)

Charbon animal (fabrication ou revivification du). *(Voyez* Carbonisation des matières animales.)

Chiens *(*infirmeries de).

Chrysalides (ateliers pour l'extraction des parties soyeuses des).

Coke (fabrication du), en plein air ou en fours non fumivores. *(Voyez à la deuxième classe.)*

Colle forte (fabrication de la).

Cordes a instruments en boyaux (fabrication de). *(Voyez* Boyauderies.)

Combustion de plantes marines dans les établissements permanents.

Cretons (fabrication de).

CRINS ET SOIES DE PORC (préparation des) par fermentation.

CUIRS VERNIS (fabrication de).

CYANURE DE POTASSIUM (fabrication de) et de bleu de Prusse, par la calcination directe des matières animales avec la potasse. *(Voyez à la deuxième classe.)*

DÉBRIS D'ANIMAUX (dépôts de). *(Voyez* CHAIRS, etc)

DÉGRAS (fabrication de) ou huile épaisse à l'usage des chamoiseurs et des corroyeurs.

DÉGRAISSAGE des tissus et déchet de laine par les huiles de pétrole et autres hydrocarbures.

EAUX GRASSES (extraction pour la fabrication du savon et autres usages des huiles contenues dans les), quand cette opération se fait en vases ouverts. *(Voyez à la deuxième classe).*

EAUX SAVONNEUSES DES FABRIQUES. *(Voyez* HUILES EXTRAITES DES DÉBRIS D'ANIMAUX.)

ÉCHAUDOIRS pour la préparation industrielle des débris d'animaux. *(Voyez à la troisième classe.)*

ENCRE D'IMPRIMERIE (fabrique d').

ENGRAIS (fabrication des) au moyen des matières animales.

ENGRAIS (dépôts d') au moyen des matières provenant de vidanges ou de débris d'animaux, quand les engrais ne sont pas préparés ou que les magasins ne sont pas couverts. *(Voyez à la deuxième et à la troisième classe.)*

ÉQUARRISSAGE des animaux.

ÉTHER (fabrication et dépôts d').

Étoupilles (fabrication d'), avec matières explosibles.

Feutres (fabrication de) et visières vernis.

Fulminate (fabrication du) de mercure.

Galipots. *(Voyez* Résines.)

Goudrons (usines spéciales pour l'élaboration des) d'origines diverses.

Graisses (fonte des) à feu nu.

Graisses (fabrication des) pour voitures.

Grillage des minerais sulfureux.

Guano (dépôts de), quand l'approvisionnement excède 25,000 kilogrammes.

Huiles de Bergues (fabriques d'). *(Voyez* Dégras.)

Huiles de Pétrole (fabrication, distillation et travail en grand des), de schiste et de goudron, essences et autres hydrocarbures. — Pour les dépôts de ces liquides rien n'est changé aux dispositions prescrites par le décret du 18 avril 1866. Ainsi les dépôts des substances très inflammables, c'est-à-dire émettant des vapeurs susceptibles de prendre feu au contact d'une allumette enflammée à une température moindre de 35° sont dans la première classe si la quantité emmagasinée est même temporairement de 1,050 litres ou plus. Quant aux dépôts de substances moins inflammables, c'est-à-dire n'émettant de vapeurs susceptibles de prendre feu qu'à une température de 35° et au-dessus, ils ne sont dans la première classe que si la quantité emmagasinée est, même temporairement, de 10,500 litres ou plus (1). *(Voyez à la deuxième classe.)*

HUILE DE PIEDS DE BŒUF (fabrication d') avec emploi de ma tières en putréfaction.

HUILE DE POISSON (fabriques d').

HUILE ÉPAISSE. *(Voyez* DÉGRAS.)

HUILES DE RÉSINE (fabrication des).

HUILES et autres corps gras extraits des débris des matières animales (extraction des).

HUILES extraites des schistes bitumineux. (*Voyez* HUILES DE PÉTROLE.)

HUILES (mélange à chaud ou cuisson des) en vases ouverts.

HUILES ROUSSES (fabrication des) par extraction des cretons et débris de graisse à haute température.

LIGNITES (incinération des). — Fumée, émanations nuisibles.

LIN (rouissage du). *(Voyez* ROUISSAGE.)

MÉNAGERIES.

NITRATE DE FER (fabrication du), lorsque les vapeurs nuisibles ne sont pas absorbées ou décomposées. — Émanations nuisibles.

---

(1) Le fût généralement employé par le commerce pour les pétroles est de 150 litres ; par conséquent 1,050 litres représentent sept fûts et 10,500 soixante-dix fûts.

Noir d'ivoire et noir animal (distillation des os ou fabrication du), lorsqu'on n'y brûle pas les gaz.

Orseille (fabrication de l'), en vases ouverts.

Os (torréfaction des), pour engrais lorsque les gaz ne sont pas brûlés.

Os frais (dépôts d'), en grand.

Phosphore (fabrication de).

Porcheries.

Poudres et matières fulminantes (fabrication de).

Poudrette (fabrication de) et autres engrais au moyen de matières animales.

Résines, Galipots et Arcansons (travail en grand pour la fonte et l'épuration des).

Rouge de Prusse et d'Angleterre. — Émanations nuisibles.

Rouissage en grand du chanvre et du lin.— Émanations nuisibles et altération des eaux.

Sabots (ateliers à enfumer les) par la combustion de la corne ou d'autres matières animales dans les villes.

Sang. Ateliers pour la séparation de la fibrine et de l'albumine du sang. Dépôts de sang pour la fabrication du bleu de Prusse et autres industries. Fabriques de poudre de sang pour la clarification des vins.

Soies de porc (préparation des) par fermentation.

Soudes brutes de varech (fabrication des), dans les établissements permanents.

Suif brun (fabrication du).

Suif en branches (fonderies de), à feu nu. *(Voyez à la deuxième classe.)*

Suif d'os (fabrication du). — Odeur, altération des eaux, dangers d'incendie.

Sulfate d'ammoniaque (fabrication du), par le moyen de la distillation des matières animales.

Sulfate de cuivre (fabrication du), au moyen du grillage des pyrites.

Sulfate de mercure (fabrication du), quand les vapeurs ne sont pas absorbées. *(Voyez à la deuxième classe.)*

Sulfate de soude (fabrication du) par la décomposition du sel marin par l'acide sulfurique sans condensation de l'acide chlorhydrique. *(Voyez à la seconde classe.)*

Sulfure de carbone (fabrication du). — Odeur, danger d'incendie. Les dépôts de sulfure de carbone sont soumis au même régime que ceux des huiles de pétrole.

Sulfure de carbone (manufactures où l'on emploie en grand le). — Danger d'incendie.

Tabac (incinération des côtes de).

Taffetas et toiles vernis ou cirés (fabrication de).

Terres pyriteuses et alumineuses (grillage des).

Térébenthine (distillation et travail en grand de la). *(Voyez Huiles de Pétrole.)*

Toiles cirées. *(Voyez Taffetas et Toiles vernis.)*

Tourbe (carbonisation de la) à vases ouverts. — Odeur et fumée. *(Voyez à la seconde classe.)*

Tourteaux d'olives (traitement des), par le sulfure de carbone). — Danger d'incendie.

Triperies annexes des abattoirs. — Odeur et altération des eaux.

Vernis gras (fabriques de).

Visières et Feutres vernis (fabriques de). *(Voyez* Feutres et Visières).

Voiries. *(Voyez* Boues et Immondices.)

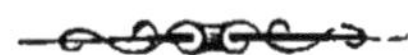

ÉTABLISSEMENTS DE 2ᵉ CLASSE.

Acide arsénique (fabrication de l') au moyen de l'acide arsénieux et de l'acide azotique quand les produits nitreux sont absorbés. — Vapeurs nuisibles. *(Voyez à la première classe.)*

Acide chlorhydrique (production de l') par décomposition des chlorures de magnésium, d'aluminium et autres, quand l'acide est condensé. — Emanations accidentelles. *(Voyez à la première classe.)*

Acide muriatique. *(Voyez* acide chlorhydrique.)

Acide oxalique (fabrication de l') par la sciure de bois et la potasse. — Fumée. *(Voyez à la première et à la troisième classe.)*

Acide pyroligneux (fabrication de l') quand les produits gazeux ne sont pas brûlés. *(Voyez à la troisième classe.)*

Acide pyroligneux (purification de l'). — Odeur.

Acide stéarique (fabrication de l') par saponification. — Odeur et danger d'incendie. *(Voyez à la première classe.)*

Acide urique. (*Voyez* Murexide.)

Alcool (rectification de l'). — Danger d'incendie.

Agglomérés ou briquettes de houille (fabrication des) au brai gras. — Odeur, danger d'incendie. *(Voyez à la troisième classe.)*

Amidonneries par séparation du gluten et sans fermentation. — Altération des eaux. *(Voyez à la première classe.)*

Arséniate de potasse (fabrication de l') au moyen du salpêtre, quand les vapeurs sont absorbées. — Emanations accidentelles. *(Voyez à la première classe.)*

Asphaltes et bitumes (travail des) à feu nu. — Odeur et danger d'incendie. *(Voyez à la troisième classe.)*

Ateliers de construction de machines et wagons. *(Voyez* Machines et Wagons.)*

Baches imperméables (fabrication des) sans cuisson des huiles. — Danger d'incendie. *(Voyez à la première classe.)*

Battage des tapis en grand.

Benzine (fabrication et dépôts de). *(Voyez* Huiles de pétrole, etc.

Bitumes. *(Voyez* Asphaltes.)*

Blanchiment : 1° des fils, des toiles et de la pâte à papier par le chlore ; 2° des fils et tissus de laine et de soie par l'acide sulfureux. — Odeur et émanations nuisibles. *(Voyez à la troisième classe.)*

BLEU DE PRUSSE (fabrication de). *(Voyez* CYANURE DE POTASSIUM.)*

BRIQUETTES ou agglomérés de houille. *(Voyez* AGGLO-MÉRÉS.)*

BRULERIES des galons et tissus d'or ou d'argent. *(Voyez* GALONS.)*

CARBONISATION DU BOIS : 1º à l'air libre dans des établissements permanents et autre part qu'en forêt; 2º en vases clos avec dégagement dans l'air des produits gazeux de la distillation. — Odeur et fumée. *(Voyez à la troisième classe.)*

CAOUTCHOUC (travail du) avec emploi d'huiles essentielles ou de sulfure de carbone. — Odeur, danger d'incendie.

CAOUTCHOUC (application des enduits du). — Danger d'incendie.

CENDRES GRAVELÉES (préparation des) avec combustion ou condensation des fumées. — Fumée et odeurs. *(Voyez à la seconde classe.)*

CHAMOISERIES.

CHANVRE (teillage et rouissage du) en grand. *(Voyez* TEILLAGE ET ROUISSAGE.)*

CHANVRE IMPERMÉABLE. *(Voyez* FEUTRE GOUDRONNÉ.)*

CHAPEAUX DE SOIE (fabrication des) ou autres préparés au moyen d'un vernis. — Danger d'incendie.

CHARBONS AGGLOMÉRÉS. *(Voyez* AGGLOMÉRÉS.)*

CHAUDRONNERIE. *(Voyez* FORGES DE GROSSES ŒUVRES.)*

CHAUX (fours à) permanents. — Fumée, poussière. *(Voyez à la troisième classe.)*

CHLORE (fabrication du).

CHLORURE DE CHAUX (fabrication du) en grand. *(Voyez à la troisième classe.)*

CHLORURES ALCALINS (fabrication des), eau de javelle, etc.

COCONS (traitement des frisons de). — Altération des eaux. *(Voyez à la troisième classe.)*

COKE (fabrication du) en fours fumivores — Poussière *(Voyez à la première classe.)*

CONSTRUCTION (ateliers de). *(Voyez MACHINES ET WAGONS.)*

CORROIERIES.

CRINS ET SOIES DE PORC (préparation des) sans fermentation. — Odeur et poussière. *(Voyez à la première classe.)*

CRISTAUX (fabrication de). *(Voyez VERRERIES.)*

CUIRS VERTS ET PEAUX FRAICHES (dépôts de). — Odeur.

CYANURE DE POTASSIUM ET DE BLEU DE PRUSSE (fabrication de) par l'emploi de matières préalablement carbonisées en vases clos. — Odeur. *(Voyez à la première classe.)*

EAU DE JAVELLE (fabrication d'). *(Voyez CHLORURES.)*

EAUX GRASSES (extraction, pour la fabrication du savon et autres usages, des huiles contenues dans les), quand cette opération se fait en vases clos. — Odeur, danger d'incendie. *(Voyez à la première classe.)*

ENGRAIS (dépôts d') au moyen des matières provenant de vidanges ou de débris d'animaux, quand ces engrais sont desséchés ou désinfectés et en magasin couvert, et quand la quantité en dépôt excède 25,000 kilogrammes. *(Voyez à la première et à la troisième classe.)*

FAÏENCE (fabriques de) avec fours non fumivores.— Fumée. *(Voyez à la troisième classe.)*

FEUTRE GOUDRONNÉ (fabrication du).

FORGES ET CHAUDRONNERIES DE GROSSES ŒUVRES, employant des marteaux mécaniques. — Fumée, bruit.

FOURNEAUX A CHARBON DE BOIS. *(Voyez* CARBONISATION DU BOIS.)

FOURNEAUX (hauts).

FOURS à plâtre et fours à chaux. *(Voyez* PLATRE et CHAUX.

GALONS ET TISSUS D'OR ET D'ARGENT (brûleries en grand des) dans les villes. — Odeur.

GAZ D'ÉCLAIRAGE ET DE CHAUFFAGE (fabrication du) pour l'usage public. — Odeur, danger d'incendie. *(Voyez à la troisième classe.)*

GOUDRONS (traitement des) dans les usines à gaz où ils se produisent.

GOUDRONS (dépôts de) et de matières bitumineuses fluides.

HOUILLE (agglomérés de). *(Voyez* AGGLOMÉRÉS.)

HUILES DE PÉTROLE (dépôts d') de schiste et de goudron, essences et autres hydrocarbures employés pour l'éclairage, le chauffage, la fabrication des couleurs et vernis, le dégraissage des étoffes et autres usages, quand la quantité emmagasinée varie de 150 litres à 1,050 litres, s'il s'agit de substances très inflammables, c'est-à-dire émettant des vapeurs susceptibles de prendre feu à une température inférieure à 35°; et quand la quantité emmagasinée varie de 1,050 litres à 10,500 litres, s'il s'agit de substances n'émettant de vapeurs susceptibles de prendre feu qu'à une température de 35° et au-dessus. *(Voyez à la première classe.)*

Huile de pied de bœuf (fabrication d') quand les matières employées ne sont pas putréfiées. *(Voyez à la première classe.)*

Huiles essentielles ou essences de térébenthine, d'aspic et autres. *(Voyez Huiles de pétrole, etc.)*

Huiles (mélange à chaud ou cuisson des) en vases clos.

Jute (teillage du). *(Voyez Teillage.)*

Laiteries en grand dans les villes. — Odeur.

Lavage des cocons. *(Voyez Cocons.)*

Lin (teillage du) en grand. *(Voyez Teillage)*

Liquides pour l'éclairage (dépôts de) au moyen de l'alcool et des huiles essentielles. — Danger d'incendie et d'explosion.

Machines et wagons (ateliers de construction de).

Métaux (ateliers de) pour construction de machines et appareils. *(Voyez Machines.)*

Morues (sécheries des). — Odeur.

Murexide (fabrication de la) en vases clos par la réaction de l'acide azotique et de l'acide urique du guano. — Emanations nuisibles.

Nitro-benzine, aniline et matières dérivant de la benzine (fabrication de la). — Odeur, émanations nuisibles et danger d'incendie.

Noir (revivification du) des raffineries et des sucreries.

Noir de fumée (fabrication du) par la distillation de la houille, des goudrons, des bitumes, etc.

Noir d'ivoire et noir animal (distillation des os ou fabrication du), lorsque les gaz sont brûlés. (*Voyez à la première classe.*)

Oignons (dessiccation des) dans les villes. — Odeur.

Os (torréfaction des) pour engrais, lorsque les gaz sont brûlés. — Odeur et danger d'incendie. (*Voyez à la première classe.*)

Pate a papier (préparation de la) au moyen de la paille et autres matières combustibles. — Altération des eaux.

Peaux de lièvre et de lapin. (*Voyez* Secrétage.)

Peaux fraiches. (*Voyez* Cuirs verts.)

Pétrole. (*Voyez* Huiles de pétrole.)

Pipes a fumer (fabrication des), avec fours fumivores. — Fumée. (*Voyez à la troisième classe.*)

Platre (fours à) permanents. (*Voyez à la troisième classe.*)

Poêliers fournalistes, poêles et fourneaux en faïence et terre cuite. *Voyez* (Faience.)

Poils de lièvre et de lapin. (*Voyez* Secrétage.)

Poissons salés (dépôts de). — Odeur désagréable.

Porcelaine (fabrication de la), avec fours non fumivores. *(Voyez à la troisième classe.)*

Potasse (fabrication de), par calcination des résidus de mélasse. — Fumée et odeur.

Protochlorure d'étain (fabrication de) ou sel d'étain. — Émanations nuisibles.

Prussiate de potasse. *(Voyez* Cyanure de potassium.)

Raffineries et fabriques de sucre.

Rogues (dépôts de salaisons liquides connues sous le nom de).

Rouissage en grand du chanvre et du lin par l'action des acides, de l'eau chaude et de la vapeur.

Salaisons (ateliers pour les) et le saurage des poissons.

Sardines (fabriques de conserves de), dans les villes.

Saucissons (fabrication en grand de).

Schistes bitumineux. *(Voyez* Huiles de Pétrole.)

Sècheries des morues *(Voyez* Morues.)

Secrétage des peaux ou poils de lièvre et de lapin.

Sel ammoniac (fabrication de) et de sulfate d'ammoniaque par l'emploi des matières animales. — Odeurs, émanations nuisibles.

Sel ammoniac (fabrication spéciale de), extrait des eaux d'épuration du gaz. — Odeur.

SEL D'ÉTAIN *(Voyez* PROTOCHLORURE D'ÉTAIN.)

SOIE. *(Voyez* CHAPEAUX.)

SOIES DE PORC (préparation des), sans fermentation. (*Voyc:
à la première classe.)*

SOUDE. *(Voyez* SULFATE DE SOUDE.)

SOUFRE (fusion ou distillation du). *(Voycz à la troisième
classe.)*

SUCRE. *(Voyez* RAFFINERIES.)

SUIF EN BRANCHES (fonderies de), au bain-marie ou à la
vapeur. (*Voyez à la première classe.)*

SULFATE DE BARYTE (décoloration du), au moyen de l'acide
chlorhydrique à vases ouverts. — Émanations nuisibles.

SULFATE DE MERCURE (fabrication du), quand les vapeurs
sont absorbées. (*Voyez à la première classe.)*

SULFATE DE PEROXYDE DE FER (fabrication du), par le sulfate
de protoxide de fer et l'acide nitrique.

SULFATE DE SOUDE (fabrication du), par la décomposition du
sel marin par l'acide sulfurique, avec condensation complète
de l'acide chlorhydrique.

SULFURE DE CARBONE (dépôts de). Ces dépôts suivent le régime des dépôts d'huiles de pétrole.

TABACS (manufactures de).

TANNERIES.

TEILLAGE du lin, du chanvre et du jute en grand. — Poussière et bruit.

TÉRÉBENTHINE. (*Voyez* HUILES DE PÉTROLE.)

TERRES ÉMAILLÉES (fabrication des), avec fours non fumivores. *(Voyez à la troisième classe.)*

TISSUS D'OR ET D'ARGENT (brûleries en grand des). *(Voyez GALONS.)*

TOILES (blanchiment des.) *(Voyez BLANCHIMENT.)*

TOILES GRASSES POUR EMBALLAGE (fabriques de), tissus, cordes goudronnées, papiers goudronnés, cartons et tuyaux bitumés, quand le travail s'opère à chaud. — Odeur, danger d'incendie. *(Voyez à la troisième classe.)*

TONNELLERIE en grand, opérant sur des fûts imprégnés de matières grasses et putrescibles. — Bruit, odeur et fumée.

TORCHES RÉSINEUSES (fabrication de).

TOURBE (carbonisation de la), en vases clos. *(Voyez à la première classe.)*

TUERIES D'ANIMAUX. — Danger des animaux et odeur.

VERNIS A L'ESPRIT DE VIN (fabriques de). — Odeur et danger d'incendie.

VERRERIES, CRISTALLERIES ET MANUFACTURES DE GLACES, avec fours non fumivores. *(Voyez à la troisième classe.)*

WAGONS ET MACHINES (construction de). *(Voyez MACHINES, etc.)*

ÉTABLISSEMENTS DE 3ᵉ CLASSE.

ABSINTHE. (*Voyez* DISTILLERIES.)

ACIDE NITRIQUE (production de l').

ACIDE OXALIQUE (fabrication de l') par l'acide nitrique avec destruction des gaz nuisibles. — Fumée accidentelle. (*Voyez à la première et à la deuxième classe.*)

ACIDE PICRIQUE (fabrication de l'), avec destruction des gaz nuisibles. (*Voyez à la première classe.*)

ACIDE PYROLIGNEUX (fabrication de l'), quand les produits gazeux sont brûlés. (*Voyez à la deuxième classe.*)

ACIDE SULFURIQUE (fabrication de l'), de Nordhausen par la décomposition du sulfate de fer. (*Voyez à la première classe.*)
ACIER (fabrication de l'). — Fumée.

AGGLOMÉRÉS ou Briquettes de houille *(fabrication des)*, au brai sec. *(Voyez à la seconde classe.)*

ALBUMINE (fabrication de l'), au moyen du sérum frais du sang.

ALCALI VOLATIL. (*Voyez* AMMONIAQUE.)

ALCOOLS (production des), autres que celui de vin sans travail de rectification. Distilleries agricoles. — Altération des eaux. *(Voyez à la seconde classe.)*

ALUN. (*Voyez* SULFATE D'ALUMINE.)

AMMONIAQUE (fabrication en grand de l'), par la décomposition des sels ammoniacaux.

Appareils de réfrigération, soit à ammoniaque, soit à éther ou autres liquides volatils et combustibles. — Odeur et danger d'explosion et d'incendie.

Argenture sur métaux

Asphalte (dépôts d'), bitumes, brais et matières bitumineuses solides. — Odeur, danger d'incendie. (*Voyez à la deuxième classe.*)

Baleine (travail des fanons de) (*Voyez* Fanons de baleine.)

Battage, cardage et épuration des laines, crins et plumes de literie.

Battage des cuirs (marteaux pour le). — Bruit et ébranlement.

Battage et lavage (ateliers spéciaux pour les) des fils de laine, bourre et déchets de filature de laine et de soie, dans les villes.

Batteurs d'or et d'argent.

Battoirs a écorces, dans les villes.

Bitumes (dépôts des). (*Voyez* Asphaltes.)

Blanc de plomb. (*Voyez* Céruse.)

Blanc de zinc (fabrication de), par la combustion du métal.

Blanchiment des fils et tissus de lin, de chanvre et de coton par les hypochlorites alcalins. — Odeur, altération des eaux. (*Voyez à la deuxième classe.*)

Bougies de paraffine (moulage des) et autres d'origine minérale. — Odeur, danger d'incendie.

Bougies et autres objets en cire et en acide stéarique. — Danger d'incendie.

Bouillons de bière (distillation de). (*Voyez* Distilleries.)

Bourre. (*Voyez* Battage.)

Boutonniers et autres emboutisseurs de métaux par moyens mécaniques. — Bruit.

Brasseries.

Briqueteries, avec fours non fumivores.

Briquettes ou agglomérés de houille. (*Voyez* Agglomérés.)

Buanderies.

Café (torréfaction en grand du). — Odeur et fumée.

Cailloux (fours pour la calcination des). — Fumée.

Calcination des cailloux. (*Voyez* Cailloux.)

Carbonisation du bois en vases clos, avec combustion des produits gazeux de la distillation.

Cartonniers.

Cendres d'orfèvres (traitement des), par le plomb.

Céruse (fabrication de la) ou blanc de plomb.

Chandelles (fabrication des).

Chantiers de bois a bruler, dans les villes.

CHAPEAUX DE FEUTRE (fabrication de)

CHARBONS AGGLOMÉRÉS. (*Voyez* AGGLOMÉRÉS.)

CHARBONS DE BOIS (dépôts ou magasins de), dans les villes.

CHAUX (fours à), ne travaillant pas plus d'un mois par an. (*Voyez à la deuxième classe.*)

CHIFFONS (dépôts de).

CHLORURE DE CHAUX (fabrication du), dans les ateliers fabriquant au plus 300 kilogrammes par jour. (*Voyez à la deuxième classe.*)

CHROMATE DE POTASSE (fabrication du).

CIRE A CACHETER (fabrication de la). — Danger d'incendie.

COCHENILLE AMMONIACALE (fabrication de la). — Odeur.

COCONS (filature de). (*Voyez* FILATURE.)

COTONS (blanchisserie des déchets de) et coton gras. — Altération des eaux.

CRINS (teinture des). (*Voyez* TEINTURERIES.)

CRISTAUX (fabrication de). (*Voyez* VERRERIES.)

CUIVRE (dérochage du) par les acides. — Odeur, émanations nuisibles.

CUIVRE (fonte du). (*Voyez* FONDERIES.)

CYANURE ROUGE DE POTASSIUM ou prussiate rouge de potasse. — Emanations nuisibles.

DÉCHETS DE MATIÈRES FILAMENTEUSES (dépôts de) en grand dans les villes. — Danger d'incendie.

Dérochage du cuivre. (*Voyez* Cuivre.)

Distilleries en général, eau-de-vie, genièvre, kirsch, absinthe et autres liqueurs alcooliques.

Dorure sur métaux.

Eau-de-vie. (*Voyez* Distilleries.)

Eau-forte. (*Voyez* Acide nitrique.)

Echaudoirs, pour la préparation des parties d'animaux propres à l'alimentation. *(Voyez à la première classe.)*

Email (application de l') sur les métaux.

Emaux (fabrication d') avec fours non fumivores.

Engrais (dépôts d') au moyen des matières provenant de vidanges ou de débris d'animaux, quand ces engrais sont desséchés ou désinfectés et en magasin couvert, et que la quantité est inférieure à 25,000 kilogrammes *(Voyez à la première et à la deuxième classe.)*

Engraissement des volailles (établissement pour l') dans les villes.

Eponges (lavage et séchage des).

Etamage des glaces.

Faïence (fabriques de) avec fours fumivores. — Fumée accidentelle *(Voyez à la deuxième classe.)*

Fanons de baleine (travail des.)

Farines (moulins à). *(Voyez* Moulins.)

Féculeries.

Fer-blanc (fabrication du.)

Filature des cocons (ateliers dans lesquels la) s'opère en grand, c'est-à-dire en employant au moins six tours. — Odeur, altération des eaux.

Fonderie de cuivre, laiton et bronze.

Fonderies en deuxième fusion.

Fonte et laminage du plomb, du zinc et du cuivre.

Formes en tôle pour raffinerie. (*Voyez* Tôles vernies.)

Fourneaux a charbon de bois. (*Voyez* Carbonisation du bois.)

· Fours pour la calcination des cailloux. (*Voyez* Cailloux.)

Fours a platre et fours a chaux. (*Voyez* Platre, Chaux.)

Fromages (dépôts de) dans les villes.

Gaz d'éclairage et de chauffage (fabrication du) pour l'usage particulier. (*Voyez à la deuxième classe*)

Gazomètres pour l'usage particulier, non attenant aux usines de fabrication.

Gélatine alimentaire (fabrication de la) et des gélatines provenant de peaux blanches et de peaux fraîches non tannées.

Genièvre. (*Voyez* Distilleries.)

Glaces (étamage des). (*Voyez* Etamage.)

Glace. (*Voyez* Appareils de réfrigération.)

Guano (dépôts de) pour la vente au détail. *(Voyez à la première classe.)*

Harengs (saurage des)

Hongroieries.

Houille (agglomérés de). *(Voyez* Agglomérés *)*

Huileries ou moulins à huile.

Huiles (épuration des).

Impressions sur étoffes. *(Voyez* Toiles peintes.*)*

Kirsch. *(Voyez* Distilleries.*)*

Laine. *(Voyez* Battage.*)*

Lard (ateliers à enfumer le).

Lavage et sèchage des éponges. *(Voyez* Eponges.*)*

Lavoirs a houille.

Lavoirs a laine.

Liqueurs alcooliques. *(Voyez* Distilleries.*)*

Litharge (fabrication de).

Maroquineries.

Massicot (fabrication du).

Mégisseries.

Minium (fabrication du).

Moulins à broyer le plâtre, la chaux, les cailloux, les pouzzolanes, etc.

Moulins a huile. *(Voyez* Huileries.*)*

Nitrate de fer (fabrication du) quand les vapeurs nuisibles sont absorbées ou décomposées. *(Voyez à la première classe.)*

Noir minéral (fabrication du) par le broyage des résidus de la distillation des schistes bitumineux. — Odeur et poussière.

Olives (confiserie des). — Altération des eaux.

Orseille (fabrication d') à vases clos et en employant de l'ammoniaque à l'exclusion de l'urine. *(Voyez à la première classe.)*

Ouates (fabrication des). — Poussière et danger d'incendie.

Papiers (fabrication de).

Parchemineries.

Peaux de mouton (séchage des).

Perchlorure de fer (fabrication de) par dissolution de peroxyde de fer. — Emanations nuisibles.

Pileries mécaniques des drogues.

Pipes a fumer (fabrication des) avec fours fumivores. — Fumées accidentelles. *(Voyez à la deuxième classe.)*

Platre (fours à) ne travaillant pas plus d'un mois. *(Voyez à la deuxième classe.)*

Plomb (fonte et laminage du). *(Voyez Fonte.)*

Poêliers fournalistes, poêles et fourneaux en faïence et terre cuite. *(Voyez Faïence.)*

PORCELAINE (fabrication de la) avec fours fumivores. — Fumée accidentelle. (*Voyez à la deuxième classe.*)

POTERIES DE TERRE (fabrication de) avec fours non fumivores. — Fumée.

POUZZOLANE ARTIFICIELLE (fours à).

SALAISON et préparation des viandes.

SALAISON (dépôts de) dans les villes.

SAURAGE des harengs. (*Voyez* HARENGS.)

SAVONNERIES.

SÉCHAGE DES ÉPONGES. (*Voyez* EPONGES.)

SEL DE SOUDE (fabrication du) avec le sulfate de soude. — Fumée et émanations nuisibles.

SIROPS DE FÉCULE (fabrication des) et de glucose.

SOIE. (*Voyez* FILATURE.)

SOUFRE (pulvérisation et blutage du). — Poussières, danger d'incendie. (*Vogez à la deuxième classe.*)

SULFATE DE PROTOXIDE DE FER (fabrication du), ou couperose verte par l'action de l'acide sulfurique sur la ferraille. — Fumée, émanations nuisibles.

SULFATE DE FER (fabrication du) du sulfate d'alumine et de l'alun, par le lavage des terres pyriteuses et alumineuses grillées. — Fumée et altération des eaux.

TABATIÈRES EN CARTON (fabrication des). — Odeur et danger d'incendie.

TAN (moulins à).

TEINTURERIES.

TEINTURERIES DE PEAUX.

TERRES ÉMAILLÉES (fabrication de) avec fours fumivores. — Fumée accidentelle. (*Voyez à la deuxième classe.*)

TOILES (blanchiment des). (*Voyez* BLANCHIMENT.)

TOILES GRASSES (fabriques de) pour emballage, tissus, cordes goudronnées, papiers goudronnés, cartons et tuyaux bitumés, quand le travail se fait à froid. (*Voyez à la deuxième classe.*)

TOILES PEINTES (fabriques de).

TÔLES ET MÉTAUX VERNIS.

TRÉFILERIES. — Bruit et fumée.

TUILERIES avec fours non fumivores.

VACHERIES dans les villes de plus de 5,000 habitants. — Odeur et écoulement des urines.

VERRERIES, cristalleries et manufactures de glaces avec fours fumivores. (*Voyez à la deuxième classe.*)

VIANDES (salaisons des). (*Voyez* SALAISONS.)

Nous n'avons pas mentionné dans cette liste les générateurs et les machines à vapeur qui restent soumis au régime spécial dont nous avons précédemment donné les détails (voy. chap. XI, p. 82).

Il nous paraît inutile de faire ressortir les avantages que présentera désormais, pour l'application des règlements, la rédaction d'une liste exacte et complète de toutes les industries classées. Nous indiquerons seulement une conséquence qui découle d'elle-même de la lettre et de l'esprit du décret du 31 décembre 1866 : c'est que toutes les industries qui ne sont pas comprises dans cette liste, qu'elles aient été précédemment classées, ou qu'elles ne l'aient pas été, sont désormais dispensées de l'autorisation et soustraites au régime du décret du 15 octobre 1810.

Par conséquent, tout établissement autrefois classé, mais non conservé sur la nouvelle nomenclature, rentre dans les conditions ordinaires des établissements non classés. Quant à ceux qui sont abaissés d'une classe, ils n'ont plus à subir que les formalités indiquées pour la classe dans laquelle ils ont été conservés.

Si maintenant nous comparons la nouvelle nomenclature avec l'ancienne, voici ce que nous constaterons.

Tous les établissements placés autrefois dans la première classe sont conservés dans le nouveau classement, mais plusieurs sont abaissés de classe.

Parmi les établissements de la deuxième classe, quelques-uns ont été supprimés, beaucoup ont été abaissés à la troisième classe. Enfin un grand nombre d'établissements de troisième classe ont disparu de la liste.

Ainsi le décret du 31 décembre conduit doublement à une simplification, et par la rédaction d'une liste officielle, et par la suppression d'un grand nombre d'établissements classés.

TABLE DES MATIÈRES

CHAPITRE VIII.

CHAPITRE IX.

CHAPITRE X.

CHAPITRE XI.

CHAPITRE XII.

CHAPITRE XIII.

CHAPITRE XIV.

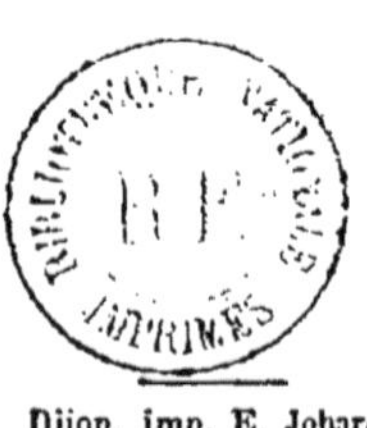

Dijon, imp. E. Jobard.

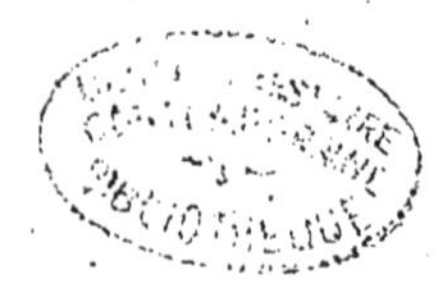

www.ingramcontent.com/pod-product-compliance
Ingram Content Group UK Ltd.
Pitfield, Milton Keynes, MK11 3LW, UK
UKHW020209130726
13696UKWH00002B/806